W0108767

JJ Smith

GRÜNE SMOOTHIES

DIE 10-TAGE-DETOX-KUR

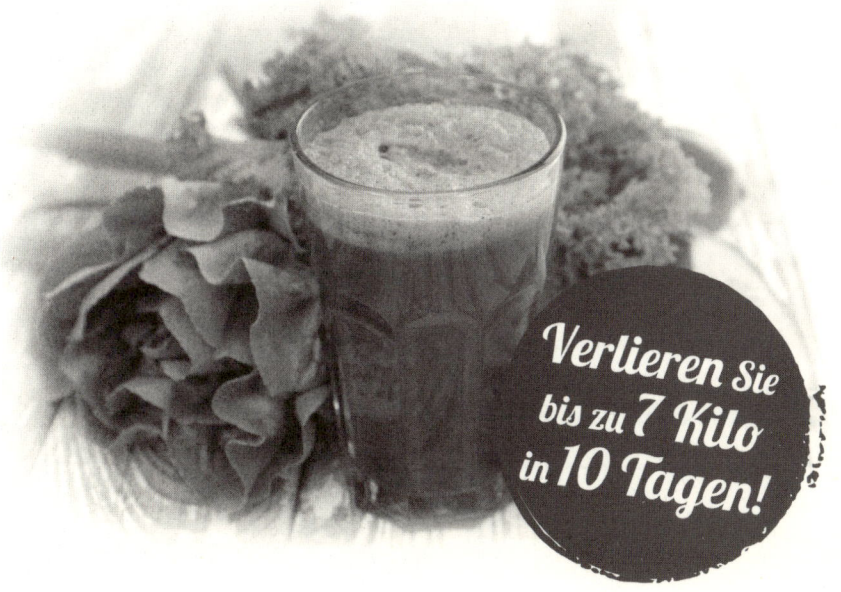

Verlieren Sie bis zu 7 Kilo in 10 Tagen!

riva

Bibliografische Information der Deutschen Nationalbibliothek:
Die Deutsche Nationalbibliothek verzeichnet diese Publikation in der Deutschen Nationalbibliografie; detaillierte bibliografische Daten sind im Internet über http://d-nb.de abrufbar.

Für Fragen und Anregungen:
info@rivaverlag.de

2. Auflage 2015
© 2014 riva Verlag,
ein Imprint der Münchner Verlagsgruppe GmbH
Nymphenburger Straße 86
D-80636 München
Tel.: 089 651285-0
Fax: 089 652096

Copyright © 2013 by JJ Smith (Jennifer Smith) for Adiva Publishing. Published by Arrangement with Adiva Publishing. All rights reserved. Dieses Werk wurde vermittelt durch die Literarische Agentur Thomas Schlück GmbH, 30827 Garbsen.
Die englische Originalausgabe erschien 2014 bei Adiva Publishing unter dem Titel *10-Day Green Smoothie cleanse*.

Alle Rechte, insbesondere das Recht der Vervielfältigung und Verbreitung sowie der Übersetzung, vorbehalten. Kein Teil des Werkes darf in irgendeiner Form (durch Fotokopie, Mikrofilm oder ein anderes Verfahren) ohne schriftliche Genehmigung des Verlages reproduziert oder unter Verwendung elektronischer Systeme gespeichert, verarbeitet, vervielfältigt oder verbreitet werden.

Übersetzung: Ursula Bischoff
Lektorat: Silke Panten
Umschlaggestaltung: Maria Wittek
Umschlagabbildung: Shutterstock
Satz: Daniel Förster, Belgern
Druck: CPI books GmbH, Leck
Printed in Germany

ISBN Print: 978-3-86883-509-0
ISBN E-Book (PDF): 978-3-86413-657-3
ISBN E-Book (EPUB, Mobi) 978-3-86413-658-0

Weitere Infos zum Thema:

www.rivaverlag.de

Beachten Sie auch unsere weiteren Verlage unter:
www.muenchner-verlagsgruppe.de

Inhalt

Wichtige Anmerkung für die Leser

Die in diesem Buch enthaltenen Informationen sollen zu einer besseren Ernährung beitragen. Sie sind weder als Diagnose, Therapie oder Heilmittel noch als medizinischer Ratgeber zu verstehen. Bevor Sie mit dem Entgiftungs- und Entschlackungsprogramm beginnen, sollten Sie daher einen Arzt oder Gesundheitsexperten konsultieren und sich dann ein eigenes Urteil bilden.

Es ist wichtig, sich ärztlich beraten zu lassen, bevor Sie Entscheidungen über eine Ernährungsumstellung, Diäten, Nahrungsergänzungsmittel und andere Gesundheitsthemen treffen, die in diesem Buch angesprochen werden. Autor und Verlag fehlen die fachspezifischen Qualifikationen für medizinische, finanzielle oder psychologische Empfehlungen und Dienstleistungen. Suchen Sie deshalb schon im Vorfeld einen entsprechenden Gesundheitsexperten auf.

....

Willkommen zur zehntägigen Entgiftungs- und Entschlackungskur mit grünen Smoothies

Herzlichen Glückwunsch! Sie haben beschlossen, die Kontrolle über Ihre Gesundheit zu übernehmen, indem Sie Ihren Körper pfleglich behandeln und ihm geben, was er braucht, um schlank, gesund und energiegeladen zu sein. Ganz abgesehen davon möchten Sie fantastisch aussehen und sich ebenso fantastisch fühlen!

Gegen Übergewicht anzukämpfen ist eine Herausforderung, die zutiefst frustriert und emotional auslaugt. Viele mühen sich ein Leben lang damit ab, abzunehmen und ihre Gesundheit zu verbessern. Trotz der ständig wachsenden Anzahl kurzlebiger Diäten, Fitnessprogramme und Zauberpillen zur Gewichtsreduzierung werden die Menschen Jahr für Jahr dicker. Diäten gibt es im Überfluss, die Industrie ist riesig und boomt. Doch leider stellt sich bei 95 Prozent derjenigen, die im Rahmen einer Diät abgenommen haben, innerhalb von drei bis fünf Jahren der Jo-Jo-Effekt ein: Sie haben ihr altes Gewicht zurück. Mit einer Reduktionsdiät gleich welcher Art, einem Medikament zum Abnehmen oder einem rigorosen Fitnessprogramm kann man nicht dauerhaft abnehmen und das Zielgewicht halten. Um dies zu erreichen, ist eine Umstellung der gesamten Lebens- und Essgewohnheiten unabdingbar.

Was beinhaltet diese nachhaltige Veränderung? Erstens sollten Sie das Thema Diät vergessen! Es heißt, man »unterzieht« sich einer Diät, was darauf hindeutet, dass man sich ihr irgendwann wieder »entzieht«. Eine typische Reduktionsdiät ist auf einen bestimmten Zeitraum begrenzt. Und was passiert danach? Sie nehmen prompt wieder zu. Die zehntägige Entgiftungs- und Entschlackungskur mit grünen Smoothies funktioniert nach einem anderen Prinzip: Hier werden die Geschmacksnerven völlig neu programmiert, sodass Sie nur noch Lust auf gesunde Nahrungsmittel haben und sich nie wieder Gedanken über eine Diät machen müssen.

Der erste Schritt zur Gewichtsreduzierung ist die Entgiftung des Körpers. Ohne diese innere Reinigung ist der Kampf, dauerhaft abzunehmen, von vornherein zum Scheitern verurteilt. Viele Faktoren tragen zu einer Gewichtszunahme bei, unter anderem die toxische Überlastung, die von herkömmlichen Diäten häufig außer Acht gelassen wird. Mit anderen Worten, es fällt schwer abzunehmen, wenn der Körper mit Giftstoffen angefüllt ist. Mit den Schadstoffen, die wir Tag für Tag über die Nahrung oder die Umwelt aufnehmen, wächst die Ansammlung der Toxine in den Fettzellen des Körpers. Sie lassen sich mithilfe einer Diät allein nur schwer abbauen. Zuerst gilt es daher, den Körper gezielt zu entgiften und die Toxine auszuleiten. Deshalb sind Gewichtsreduktionsprogramme nur dann wirksam, wenn sie sich sowohl auf den Fettverlust als auch auf die Entgiftung konzentrieren, um Gesundheit und Wohlbefinden generell zu verbessern.

Ich bin Ernährungsberaterin, auf Gewichtsreduktion spezialisiert, und Autorin des Bestsellers *Lose Weight Without Dieting or Working Out* (deutsch: Gewichtsverlust ohne Diät oder Sport). Das von mir entwickelte DEM-System (Detox-Eat-Move = Entgiften, gesundes Essen, Bewegung) hat schon vielen geholfen, sich auch ohne Diät wieder in Form zu bringen und sexy auszusehen! Es zielt darauf ab, den Körper zu entgiften, zu entschlacken und die Geschmackszellen umzuprogrammieren, sodass Sie in Zukunft ganz automatisch gesunde, naturbelassene Nahrungsmittel bevorzugen.

Warum ich die zehntägige Entgiftungs- und Entschlackungskur mit grünen Smoothies entwickelt habe

Letztes Jahr zog ich mir trotz jahrelanger gesunder Ernährung und regelmäßiger Detox-Kuren eine Quecksilbervergiftung zu, und zwar durch eine Zahnfüllung! Es wurden große Mengen Quecksilber in Gehirn, Darm, Leber und Niere festgestellt. Ich war zwei Monate lang bettlägerig. Als ich das erste Mal aufstehen konnte, war ich schon nach dem Bettenmachen so erschöpft, dass ich mich wieder hinlegen musste! Meine Gesundheit, Energie und Motivation hatten ein Rekordtief erreicht.

Nach einer langen und langsamen Genesungsperiode beschloss ich, aktiv zu werden, um meine Gesundheit und Energie zurückzuerlangen und dabei gleichzeitig die neun Kilo loszuwerden, die ich während meiner erzwungenen Bettruhe zugelegt hatte. Als ich auf die Heilwirkung von rohem grünen Blattgemüse aufmerksam wurde, kam mir die Idee, eine zehntägige Entgiftungs- und Entschlackungskur mit grünen Smoothies zu entwickeln. Da ich schon seit Langem eine Verfechterin des Entgiftungsprozesses war, wusste ich, dass ich meinen Körper zuerst von den Altlasten - Schlacken und Toxinen - befreien musste, die sich infolge der Quecksilbervergiftung angesammelt hatten.

Sobald das Programm ausgearbeitet war, überlegte ich, ob ich zehn Familienmitglieder und Freunde davon überzeugen könnte, mitzumachen, zur Unterstützung. Es war eine freudige Überraschung, dass sich mehr als hundert bereit erklärten! Wir gründeten eine Facebook-Gruppe, um uns gegenseitig zu motivieren. Aufgrund der phänomenalen Ergebnisse wuchs die Gruppe in weniger als zwei Monaten auf 10 000 Mitglieder an, die mit uns entgiften und entschlacken wollten. In nur zehn Tagen nahmen alle zwischen fünf und sieben Kilo ab, fühlten sich energiegeladen, topfit und besser als seit Jahren.

Nach meiner ersten zehntägigen Entgiftungs- und Entschlackungskur mit grünen Smoothies verlor ich knapp fünf Kilo. Ich strotzte vor Energie, meine Haut wirkte strahlend und meine Verdauung und das Gefühl, aufgebläht zu sein, hatten sich gebessert. Ich fühlte mich wie neugeboren und voller Tatkraft! Vorher hatte ich 24 Nahrungsergänzungsmittel am Tag gebraucht, um mich von der Quecksilbervergiftung zu erholen. Danach waren es nur noch vier. Seit der Entgiftungs- und Entschlackungskur erfreue ich mich bester Gesundheit und bin froh, mein Augenmerk wieder auf meine Träume und Lebensziele richten zu können.

Die zehntägige Entgiftungs- und Entschlackungskur mit grünen Smoothies trägt dazu bei, sein Gewicht zu reduzieren, den Energiespiegel zu erhöhen, Heißhungerattacken zu verringern und Gesundheit und Wohlbefinden generell zu verbessern. Der Körper wird zehn Tage lang durch den Entzug bestimmter Nahrungsmittel entgiftet und die Geschmackszellen werden umprogrammiert, sodass Sie eine gesunde, nährstoffreiche Kost bevorzugen. Nach Beendigung der Kur müssen Sie weder Kalorien zählen noch komplizierte oder kostspielige Ernährungspläne einhalten; auch das Abwiegen von Lebensmitteln können Sie sich sparen. Ihr Körper hat von ganz allein Appetit auf gesunde, naturbelassene Produkte.

Während der zehntägigen Entgiftungs- und Entschlackungskur mit grünen Smoothies führen Sie Ihrem Körper die qualitativ hochwertigen Nährstoffe zu, die er braucht, während Sie gleichzeitig Zellen und innere Organe reinigen. Vitamine, Mineralien und andere Vitalstoffe werden dadurch wirksamer aufgenommen, beschleunigen die Regeneration der Zellen und haben zur Folge, dass Sie jünger aussehen und sich jünger fühlen. Schadstoffablagerungen und Schlacken lassen die Haut älter erscheinen. Anti-Aging-Cremes und Schönheitsoperationen können diese »Altlasten« nicht beseitigen. Die Haut wirkt jugendlicher, weil die Bindegewebszellen gefestigt und revitalisiert werden. Alternde, glanzlose und trockene Hautpartien, Schwellungen, dunkle Augenringe und Falten lassen nach. Sie werden vielleicht feststellen, dass Sie besser aussehen und sich fühlen als vor zehn Jahren, dass Sie jünger statt älter zu werden scheinen! Anders ausgedrückt: Sie haben einen Prozess in Gang gesetzt, bei dem Sie von innen nach außen dem Alterungsprozess trotzen, Ihre Gesundheit verbessern und neue Energie gewinnen.

Ich gestehe, dass ich ein Fan der grünen Smoothies bin! Sie haben nicht nur mein Leben verändert, sondern das vieler Menschen, meine Familie und Freunde eingeschlossen. Ich habe zahlreiche Dankschreiben von Leuten erhalten, die durch mich auf die grünen Smoothies aufmerksam wurden. Jeder, der sie probiert hat, ist begeistert und erpicht darauf, die Erfahrung mit anderen zu teilen.

Ich habe mir geschworen, jeden Tag grüne Smoothies zu trinken und andere zu motivieren, es mir gleichzutun. Wollen Sie sich mit mir auf eine spannende Reise begeben, die dazu beiträgt, die Selbstheilungskräfte des Körpers, die Gewichtsreduktion und den Energiespiegel anzukurbeln? Wenn ja, müssen Sie sich nie wieder Sorgen um Ihr Gewicht machen.

Sind Sie bereit, schlanker, gesünder und attraktiver auszusehen als seit Jahren?

Dann machen Sie mit: Lassen Sie sich auf die zehntägige Entgiftungs- und Entschlackungskur mit grünen Smoothies ein, um Ihre Gesundheit auf Vordermann zu bringen!

1. Kapitel

Was beinhaltet die zehntägige Entschlackungskur mit grünen Smoothies?

Die zehntägige Entgiftungs- und Entschlackungskur mit grünen Smoothies besteht aus grünem Blattgemüse, Obst und Wasser. Grüne Smoothies sind sättigend, gesund und schmecken köstlich. Ihr Körper wird es Ihnen danken, so gut mit Vitalstoffen versorgt zu werden. Sie können davon ausgehen, dass Sie abnehmen, Ihren Energiespiegel erhöhen, Heißhungerattacken ausbremsen, klarer denken und Ihre Verdauung und Ihren allgemeinen Gesundheitszustand verbessern. Lassen Sie sich auf ein Experiment ein, das Ihr gesamtes Leben von Grund auf verändert, wenn Sie daran festhalten!

Verbesserungen nach der zehntägigen Entgiftungs- und Entschlackungskur mit grünen Smoothies:

- Gewichtsverlust (die meisten nehmen 5 bis 7 Kilo ab, wenn sie sich strikt an die Vorgaben halten)
- Steigerung der Energie
- Mentale Klarheit
- Erholsamer Schlaf
- Verringerung der Heißhungerattacken
- Bessere Verdauung
- Weniger Völlegefühl

Warum den Körper entgiften/entschlacken?

Viele Faktoren tragen zur Gewichtszunahme bei, und einer, der am häufigsten übersehen wird, ist die Ansammlung von Toxinen im Körper. Wenn sie überhandnimmt, wird Energie, die eigentlich zum Verbrennen der Kalorien gebraucht würde, umgeleitet, um Schwerstarbeit zu leisten und den Körper von Schlacken und Schadstoffen zu befreien. Die Energie, Kalorien zu verbrennen, fehlt somit, da sie anderweitig gebunden ist. Kann sich der Körper jedoch wirksam von den Toxinen befreien, lässt sich die Energie für die Fettverbrennung nutzen.

Mit anderen Worten: Herkömmliche Diäten erzielen selten die gewünschte langfristige Wirkung, weil sie die toxischen Abfallprodukte im Körper außer Acht lassen. Kalorien zählen ist kein Entgiftungs- und Entschlackungsprozess. Der Gewichtsverlust kann nicht von Dauer sein, wenn die Körpersysteme nach wie vor träge arbeiten oder mit Schlacken oder Toxinen überfrachtet sind. Zuerst müssen die Gift- und Schadstoffe ausgeleitet werden, um zu gewährleisten, dass der Körper die zugeführte Nahrung bestmöglich verstoffwechselt, ohne einen Überschuss an Schlacken zu hinterlassen, was zur Gewichtszunahme führt.

Folgende Symptome können darauf hindeuten, dass sich ein Übermaß an Toxinen im Körper angesammelt hat: das Gefühl, aufgebläht zu sein, Verstopfung, Verdauungsstörungen, Kraftlosigkeit, Erschöpfung/kognitive Dysfunktion (oder mangelnde Konzentrationsfähigkeit), Depressionen, Gewichtszunahme, chronische Schmerzen, Infektionen, Allergien, Kopfschmerzen und Magen-/Darmprobleme.

Müssen Sie entgiften/entschlacken?
Machen Sie den Test:

Anhand des nachfolgenden Tests können Sie feststellen, ob Ihr Körper mit Toxinen überfrachtet ist, was Gewichtszunahme und Gesundheitsprobleme zur Folge haben kann:

Lesen Sie die Fragen sorgfältig durch. Für jede Frage, die Sie mit »Ja« beantworten, geben Sie sich einen Punkt.

- ❑ Haben Sie oft Heißhunger auf Süßigkeiten, Brot, Pasta, weißen Reis und/oder Kartoffeln?

- ❑ Essen Sie mindestens drei Mal pro Woche industriell verarbeitete Lebensmittel (Fertiggerichte, Aufschnitt, Schinkenspeck, Dosensuppen, Snacks/Schokoriegel) oder Fast Food?

- ❑ Nehmen Sie häufiger als zwei Mal am Tag koffeinhaltige Getränke wie Kaffee oder Tee zu sich?

- ❑ Trinken Sie mindestens ein Mal am Tag Diät-Limonade oder verwenden Sie täglich einen künstlichen Süßstoff?

- ❑ Schlafen Sie nachts weniger als acht Stunden?

- ❑ Nehmen Sie weniger als 1,8 Liter gutes, gereinigtes Wasser am Tag zu sich?

- ❑ Reagieren Sie empfindlich auf Zigarettenrauch, Chemikalien oder Umweltschadstoffe?

- ❑ Haben Sie jemals Antibiotika, Antidepressiva oder andere Medikamente genommen?

- ❑ Haben Sie jemals Antibabypillen oder andere Östrogene genommen, beispielsweise Hormonersatzpräparate?

- ❑ Leiden Sie häufig unter Hefepilzinfektionen?

- ❑ Haben Sie Zahnfüllungen aus Silberamalgam?

- ❑ Benutzen Sie handelsübliche Haushaltsreinigungsmittel, Kosmetika oder Deodorants?

- ❑ Essen Sie nicht biologisch angebautes Gemüse und Obst oder konventionell erzeugtes Fleisch?

- ❑ Haben Sie jemals geraucht oder waren Sie passiver Raucher?

- ❑ Haben Sie Übergewicht oder Cellulite-Fettdepots?

- ❑ Sind Sie am Arbeitsplatz Umweltgiften ausgesetzt?

- ❑ Leben Sie in einem Ballungsraum oder unweit eines großen Flughafens?

- ❑ Fühlen Sie sich tagsüber oft müde, erschöpft oder träge?

☐ Fällt es Ihnen schwer, sich zu konzentrieren oder Ihre Aufmerksamkeit zu bündeln?

☐ Leiden Sie nach dem Essen oft unter Völlegefühl, Magenverstimmungen oder Blähungen?

☐ Leiden Sie mehr als zwei Mal im Jahr unter Erkältungen oder Grippe?

☐ Leiden Sie immer wieder unter Verstopfung, Nebenhöhlenproblemen oder chronischen Infektionen im Nasenraum (Postnasal-Drip-Syndrom)?

☐ Haben Sie manchmal einen schlechten Atem, eine belegte Zunge oder stark riechenden Urin?

☐ Haben Sie geschwollene Lider oder dunkle Ränder unter den Augen?

☐ Sind Sie oft traurig oder niedergeschlagen?

☐ Sind Sie oft angespannt, unruhig oder gestresst?

☐ Leiden Sie unter Akne, Pickeln, Hautausschlägen oder Nesselausschlägen?

☐ Haben Sie seltener als ein Mal am Tag Stuhlgang und/oder leiden Sie gelegentlich unter Verstopfung?

☐ Leiden Sie unter Schlaflosigkeit oder Schlafstörungen?

☐ Leiden Sie unter verschwommener Sicht oder juckenden, brennenden Augen?

Ergebnisse

Je höher die Punktzahl, desto größer die potenzielle Giftlast, die sich angesammelt hat, und desto mehr profitieren Sie von einem gezielten Entgiftungs- und Entschlackungsprogramm.

- **Bei 20 und mehr Punkten:** Sie werden erheblich von einer Entgiftung- und Entschlackungskur des Körpers profitieren, die einen Gewichtsverlust und eine Verbesserung der Gesundheit und Vitalität mit sich bringen kann. Es ist empfehlenswert, verschiedene Entgiftungsmethoden in Betracht zu ziehen.

- **Bei 5 bis 19 Punkten:** Sie werden höchstwahrscheinlich von einem gezielten Entgiftungsprogramm profitieren und sowohl Ihre Gesundheit als auch Ihre Vitalität verbessern.
- **Bei weniger als 5 Punkten:** Bei Ihnen liegt vermutlich keine toxische Überlastung vor; Sie sind rundum gesund und frei von Gift- und Schadstoffen. Prima!

Der Körper besitzt die Fähigkeit, Toxine auszuscheiden, doch im Falle einer Überlastung speichert er sie in den Fettzellen. Der Abbau der Fettzellen ist schwierig, daher belasten sie den Körper und blähen ihn buchstäblich auf. Mit der Ansammlung von Toxinen machen sich die ersten Gesundheitsprobleme bemerkbar, zum Beispiel Erschöpfung/Energiemangel, Allergien, Migräne und andere schwerwiegende Erkrankungen.

Die zehntägige Entgiftungs- und Entschlackungskur mit grünen Smoothies ist eine Erfahrung, die nachhaltige Gesundheitsveränderungen bewirkt. Und sie ist leicht durchzuführen:

1. Trinken Sie täglich bis zu 1,8 Liter grüne Smoothies. Bereiten Sie den gesamten Tagesbedarf am Morgen zu und füllen Sie ihn in ein Behältnis zum Mitnehmen ab, falls Sie berufstätig sind. Bewahren Sie ihn nach Möglichkeit im Kühlschrank auf. Trinken Sie alle drei bis vier Stunden jeweils ein Drittel oder immer dann, wenn Sie Hunger verspüren.
2. Als kleine Zwischenmahlzeit dürfen Sie über den Tag verteilt Äpfel, Sellerie, Karotten, Gurken und andere knackige Gemüse essen. Erlaubt sind auch proteinreiche Snacks wie ungesüßte Erdnussbutter, hart gekochte Eier und naturbelassene oder gesalzene Nüsse und Kerne (nur eine Handvoll).
3. Trinken Sie mindestens acht Gläser Wasser am Tag (1,8 l) und darüber hinaus Entgiftungs- oder Kräutertee nach Belieben.
4. Wenden Sie, falls erforderlich, eine der beiden beschriebenen Darmreinigungsmethoden an (siehe 5. Kapitel).

5. Verzichten Sie auf Raffinadezucker (weißer Kristallzucker), Fleisch, Milch, Käse, Spirituosen, Bier, Kaffee, Limonade/Diätlimonade, industriell verarbeitete Lebensmittel, frittierte Nahrung, raffinierte Kohlehydrate (Weißbrot, Pasta, Kuchen/Kekse/Gebäck usw.)

Sie können sich auch unserer Facebook-Gruppe anschließen, um Unterstützung, Ermutigung und Tipps von mir und anderen Gleichgesinnten zu erhalten:

https://www.facebook.com/groups/Green.Smoothie.Cleanse/

Fangen wir also mit dem Entgiften an, um abzunehmen und die Gesundheit zu optimieren!

2. Kapitel

Warum grüne Smoothies?

Grüne Smoothies erobern die Welt der Gesundheitsbewussten im Sturm! Sie sind leicht zuzubereiten, bestehen nur aus rohem Obst, rohem grünen Blattgemüse (ausschließlich Bio-Produkte) und Wasser (empfohlene Richtwerte Obst : Gemüse = 6 : 4). Trotzdem enthalten sie Unmengen an Vitalstoffen, die eine gesunde Lebens- und Ernährungsweise fördern. Zu den Vorteilen, die Sie damit erzielen, gehören Gewichtsreduktion, Steigerung der Energie, Verringerung von Heißhungerattacken und Verbesserung des Hautbilds, um nur einige wenige zu nennen.

Zehn Gründe, grüne Smoothies zu trinken

1. NÄHRSTOFFREICH. Die Zutaten sind ausnahmslos roh und daher nährstoffreicher. Die extrem hohen Temperaturen beim Garen zerstören viele Vitalstoffe in der Kost. Grüne Smoothies enthalten jede Menge Vitamine, Mineralstoffe, Antioxidantien, entzündungshemmende Substanzen, Phytonährstoffe, Ballaststoffe, Wasser und vieles mehr! Sie weisen außerdem einen hohen Gehalt an Chlorophyll auf – das sogenannte Blattgrün, das eine ähnliche Struktur wie Hämoglobin besitzt (der eisenhaltige Proteinkomplex im menschlichen Blut). Grüne Smoothies zu trinken ließe sich also mit einer Bluttransfusion oder einem Blutreinigungsverfahren vergleichen.

2. GEWICHTSREDUKTION. Wenn Sie abnehmen möchten, werden Sie feststellen, dass grüne Smoothies eine ideale Methode darstellen. Sie enthalten viel Wasser und grünes Blattgemüse, das Sie in großer Menge essen können, ohne zuzunehmen. Sie sind außerdem reich an Ballaststoffen, sodass das Sättigungsgefühl länger anhält und Heißhungerattacken verringert werden.

3. ENTGIFTUNG. Der Körper versucht auf natürlichem Weg, Schadstoffe zu eliminieren, doch bei einer toxischen Überlastung sind die körpereigenen Entgiftungssysteme überfordert. Unterstützen Sie Ihren Körper bei der Ausscheidung der Toxine, die eine Gewichtszunahme verursachen und die Gesundheit beeinträchtigen. Sie können und sollten den Organismus entgiften und entschlacken, wenn Sie besser und länger leben wollen. Nachdem sich der Körper die Nährstoffe zunutze gemacht hat, die wir ihm mit der Kost zuführen, muss er die unverwerteten Nahrungspartikel und Stoffwechselendprodukte, die im Zuge des Verdauungsprozesses entstehen, ausleiten. Ohne eine sachkundige und vollständige Eliminierung können sich unverdaute Nahrungspartikel ansammeln und Toxine und Schlacken im Körper ablagern. Doch dank der grünen Smoothies erhalten Sie die Ballaststoffe, die Sie für die innere Reinigung des Körpers, die Sanierung des Verdauungssystems und die Ausleitung der Gift- und Schadstoffe benötigen.

4. VITALITÄT UND STRAHLENDE GESUNDHEIT. Ein gesunder Körper ist vital und strotzt vor Energie und Lebenskraft. Ich bin überzeugt, das Geheimnis innerer und äußerer Schönheit ist eine natürliche, gesunde Ernährung. Wenn wir naturbelassene rohe Nahrung zu uns nehmen, fühlen wir uns nicht nur besser und jünger, sondern sehen auch besser und jünger aus. Sobald wir eine Kost eingeführt haben, die unsere Zellen entlastet und gesund erhält, entwickeln wir ein strahlendes Aussehen, ungeachtet des Lebensalters. Der menschliche Organismus ist von Natur aus auf eine Kost ausgerichtet, die sich überwiegend aus

Obst, Gemüse, Kernen und Nüssen zusammensetzt. Mit dieser natürlichen gesunden Nahrung bleiben wir fit und führen dem Körper alle erforderlichen Vitalstoffe zu, um eine toxische Überlastung zu vermeiden und ein attraktives Aussehen zu bewahren. Sobald Sie damit beginnen, grüne Smoothies zu trinken, werden Sie die Veränderungen als Erstes im Hautbild entdecken. Eine gesunde Ernährungs- und Lebensweise radiert die Jahre in Ihrem Gesicht aus, mildert Falten, lässt Altersflecken verblassen und schenkt Ihnen eine »zweite Jugend«. Die Haut wird optisch aufgepolstert, Unreinheiten (Akne, Pickel, Mitesser) verschwinden. Die Augen beginnen zu strahlen und zu leuchten. Dunkle Ringe und Schwellungen gehen ebenso zurück wie die Gelbfärbung des Augenweiß. Auch die Zellen im Körper verjüngen sich und fördern eine effektivere Arbeit der Organe.

5. LEICHT VERDAULICH. Grüne Smoothies sind wesentlich leichter zu verdauen und zu verstoffwechseln als feste Nahrung. Auch wenn Sie jeden Tag die richtige Menge Obst und Gemüse »essen«, erhalten Sie nicht automatisch alle Vitalstoffe, die Sie für Gesundheit und Wohlbefinden brauchen. Bei vielen Menschen ist der Organismus außerstande, Vollkornprodukte wirksam aufzuschließen, sodass die darin enthaltenen Nährstoffe nicht vollumfänglich absorbiert werden. Grüne Getränke in pürierter und flüssiger Form lassen sich erheblich einfacher verstoffwechseln. Diese köstlichen Smoothies haben eine so hohe Bioverfügbarkeit, dass die Nährstoffe bereits vom Körper aufgenommen werden, wenn sich der Smoothie noch im Mund befindet!

6. VERBESSERUNG DER VERDAUUNG. Unsere heutige Ernährungsweise führt zu zahlreichen Verdauungsproblemen wie Sodbrennen, Säurereflux, Dickdarmkatarrh, Morbus Crohn und Reizdarmsyndrom (RDS), um nur einige wenige zu nennen. Die Ursache ist meistens eine zu geringe Produktion von Chlorwasserstoffsäure im Magen. Wenn während des Verdauungsvorgangs nicht genug Magensäure entsteht, passiert ein

großer Teil der zugeführten Nahrung unverarbeitet den Verdauungstrakt und erzeugt Blähungen, Völlegefühl und andere Verdauungsstörungen. Sobald sich unverdaute Nahrungspartikel als Belag auf der Darmwand ansammeln, sind Beschwerden vorprogrammiert. Industriell verarbeitete Lebensmittel, eine exzessive Zufuhr von Gluten und Proteinen, frittierte Nahrung und ungesunde Fette gelten als Hauptursache von Verdauungsproblemen. Da grüne Smoothies im Mixer püriert werden, ist die Hauptarbeit, die das Verdauungssystem zu bewältigen hat, bereits geleistet. Der Körper kann die Vitalstoffe, die er für eine optimale Gesundheit benötigt, leichter aus der zugeführten Nahrung gewinnen.

7. HYDRATION. Die ausreichende Versorgung des Körpers mit Flüssigkeit trägt dazu bei, Energie aufzubauen und zu gewährleisten, dass Gehirn, Muskulatur, Verdauungs- und Immunsystem optimal arbeiten. Eine Dehydration oder Austrocknung kann lebensgefährlich sein. Limonade, Kaffee, industriell verarbeitete Lebensmittel und Nikotin trocknen den Körper aus. Wie gut Ihr Organismus hydriert ist, lässt sich an der Farbe des Urins feststellen. Ist er sehr blass, hellgelb oder klar, haben Sie vermutlich genug Flüssigkeit zu sich genommen. Eine kräftig gelbe Farbe kann ein Alarmzeichen sein. Wir vergessen leicht, tagsüber genug zu trinken, weil wir ständig beschäftigt oder im Stress sind. Viele mögen kein Wasser, aber es ist von zentraler Bedeutung für einen gesunden, funktionsfähigen Körper. Um den Geschmack zu verbessern, können Sie frisch gepressten Zitronensaft zufügen. Grüne Smoothies ermöglichen infolge ihres hohen Wassergehalts eine optimale Hydration.

8. EINFACH KÖSTLICH. Die Süße der Früchte wiegt den herben Geschmack der grünen Blattgemüse auf und macht Smoothies zu einer leckeren und sättigenden Haupt- oder Zwischenmahlzeit. Viele Leute rümpfen bei ihrem Anblick zunächst die Nase, aber fahren voll darauf ab, sobald sie probiert haben! Selbst Kinder mögen den Geschmack.

9. LEICHT ZUZUBEREITEN. Die Zubereitungszeit beträgt fünf Minuten oder weniger, und auch das Reinigen der Küchenutensilien ist schnell und problemlos. Wenn Sie alle Zutaten am Vorabend in einer Plastiktüte aufbewahren, müssen Sie diese am nächsten Morgen nur noch in den Mixer geben. Nach dem Pürieren spülen Sie den Mixer kurz unter fließendem Wasser aus, dann ist er bereit für die Spülmaschine. Aufbewahren, Mixen und Säubern nehmen gerade mal fünf Minuten in Anspruch.

10. In diesem Buch finden Sie über hundert Rezepte für grüne Smoothies und viele weitere online, die Sie ausprobieren können. Das heißt, Ihre Geschmackszellen werden nie abstumpfen. Es gibt unendlich viele Möglichkeiten, Obst, Gemüse und Flüssigkeiten zu kombinieren, sodass Sie buchstäblich für jeden Tag des Jahres ein anderes Rezept in petto haben. Ich übertrage meine Lieblingsrezepte auf Karteikarten, auf die ich immer wieder zurückgreifen kann.

Ich könnte endlos fortfahren, die Gesundheitsvorteile der grünen Smoothies aufzuzählen, aber Sie erfahren auf den nächsten Seiten mehr darüber. Probieren Sie diese Vitamin- und Nährstoffbomben, dann werden Sie selber merken, was in ihnen steckt!

Welche grünen Blattgemüse und warum?

Die nachfolgende Liste enthält einige der grünen Blattgemüse, die Sie für die grünen Smoothies verwenden können. Sie sind nicht nach Vitalstoffgehalt, sondern alphabetisch geordnet.

- **Blattkohl**: Blattkohl ist ein grünes Blattgemüse mit ähnlichem Nährstoffgehalt wie Braun- und Grünkohl, hat jedoch mehr Biss und einen wesentlich intensiveren Geschmack. Er bindet die Gallensäure im gesamten Verdauungstrakt und senkt den Cholesterinspiegel.

- **Grünkohl**: Grünkohl ist leichtgewichtig und hat gekräuselte Blatt-
  ränder. Er ist reich an Vitaminen, unter anderem an Vitamin A, C
  und K. Man sagt ihm nach, dass er das Risiko senkt, an Prostata-,
  Eierstock-, Brust-, Darm- oder Blasenkrebs zu erkranken.
- **Kohlrabigrün**: Kohlrabigrün schmeckt leicht bitter, aber sehr würzig.
  Die Blätter bieten zahlreiche gesundheitliche Vorteile, aber sie nehmen
  unter den grünen Blattgemüsen eine Vorrangstellung ein, weil sie die
  Entwicklung von Tumorzellen bekämpfen.
- **Kopfsalat**: Kopfsalat ist seit der Zeit der alten Ägypter eine beliebte
  Kulturpflanze. Er enthält essenzielle Aminosäuren und Vitamine. Die
  Salatarten mit dunkelgrünen Blättern haben den höchsten Nährwert.
  Vor allem der Romanasalat ist reich an Vitamin C, K und A sowie
  Folsäure.
- **Löwenzahnblätter**: Die Löwenzahnblätter sehen wie Unkraut aus,
  aber sie enthalten einen hohen Anteil an Vitamin A und K. Sie unter-
  stützen den Verdauungsprozess und helfen bei Verstopfung, weil sie
  ein natürliches Abführmittel darstellen.
- **Mangold**: Mangold (auch Beißkohl genannt) ist ein grünes Blatt-
  gemüse mit roten Stielen, Blattrippen und Stängeln. Mangold
  schmeckt leicht nach Rüben, hat aber eine weichere Textur. Mangold
  soll Krebserkrankungen vorbeugen und unterstützt die Reinigung des
  Verdauungssystems.
- **Pak Choi:** Pak Choi (deutsch: Senfkohl) ist eine milde und knackige
  chinesische Kohlart. Sie ist reich an Vitamin A, C, Kalzium und
  Antioxidantien.
- **Petersilie**: Petersilie ist reich an Antioxidantien, Mineralstoffen,
  Vitaminen und Ballaststoffen. Es heißt, dass sie zur Verzögerung des
  Alterungsprozesses und zur Regulierung der Blutzuckerwerte beiträgt.
- **Rübengrün**: Die grünen Blätter der Rübe sind reich an Vitamin K. Es
  heißt, dass sie die Sehkraft verbessern, Alzheimer vorbeugen und das
  Immunsystem stärken.

- **Rucola:** Rucola (auch Rauke genannt) enthält viel Folsäure sowie die Vitamine A, C und K. Sie fördert die Gesundheit von Knochen und Gehirn und hat einen würzigen, leicht pfeffrigen Geschmack.
- **Sareptasenfblätter:** Die würzigen grünen Blätter des Sareptasenfs (auch brauner Senf oder chinesischer Senf genannt) senken den Cholesterinspiegel und enthalten eine gesunde Dosis Riboflavin, Niacin (ein Vitamin aus dem B-Komplex), Magnesium und Eisen. Sie speichern Phytonährstoffe, die vielen Krankheiten vorbeugende Eigenschaften besitzen.
- **Spinat:** Vielleicht das beliebteste grüne Blattgemüse; er schmeckt mild und nicht so bitter wie die anderen Sorten. Die dunkelgrünen Blätter sind echte Nährstoffbomben mit einem hohen Gehalt an Omega-3-Fettsäuren, Kalzium, Magnesium und Vitamin A, C, E und K. Die meisten Leute beginnen ihre Ernährungsumstellung mit grünen Spinat-Smoothies!

Grünes Blattgemüse mit milderem Geschmack:
- Baby-Pak-Choi
- Baby-Rübengrün
- Butterhead-Salat (verschiedene Pflücksalat-Sorten)
- Karottengrün
- Kohl
- Mangold
- Romanasalat
- Spinat

Grünes Blattgemüse mit intensiverem Geschmack:
- Blattkohl
- Brunnenkresse
- Kohlrabigrün
- Löwenzahn
- Rettichgrün

- Rucola
- Sareptasenfblätter
- Sauerampfer

Wie unterscheiden sich Pürieren im Mixer und Entsaften?

Säfte und Smoothies haben jeweils eigene Gesundheitsvorteile, doch in den meisten Fällen bietet das Pürieren im Mixer eine breiter gefächerte Palette gesundheitsfördernder Eigenschaften. Smoothies enthalten mehr Ballaststoffe, sind sättigender, preisgünstiger und weniger zeitaufwendig in der Zubereitung.

Smoothies bestehen aus ballaststoffreichen, im Ganzen verwerteten Produkten. Beim Entsaften wird das Fruchtfleisch entsorgt, wobei wichtige Ballaststoffe verloren gehen. Die Befürworter des Entsaftens weisen vor allem darauf hin, dass die Nährstoffe problemlos und ohne langwierigen Verdauungsprozess vom Blutkreislauf absorbiert werden, wenn die Ballaststoffe entfernt sind, sodass Verdauungssystem und Körper schneller regenerieren. Doch Ballaststoffe sind wichtig für den Transport der Nahrung durch den Magen und verhindern, dass Zucker zu schnell in die Blutbahn gelangt. Das trägt zur Regulierung des Blutzuckers und zur Gewichtskontrolle bei. Wenn Sie Smoothies aus grünem Blattgemüse zubereiten, wird der Blutzuckerspiegel ausbalanciert und die Verdauung der Kohlehydrate durch den hohen Ballaststoffgehalt verlangsamt.

Smoothies sind sättigender als Säfte; wir haben das Gefühl, uns ausreichend und gut zu ernähren und sind daher weniger geneigt, im Laufe des Tages alles Mögliche in uns hineinzustopfen. Das sind gute Neuigkeiten für alle, die dringend abnehmen wollen. Es ist ganz einfach, eine Mahlzeit durch einen Smoothie zu ersetzen, und viele möchten auf diesen Powerdrink als tägliches Frühstück nicht mehr verzichten.

Smoothies sind preisgünstiger, weil Sie für die Zubereitung weniger Obst und Gemüse brauchen als für die gleiche Menge Saft. Grüne Smoothies machen länger satt und reduzieren daher die Menge der Lebensmittel, die Sie für den Tagesbedarf einkaufen müssen.

Pürieren geht schneller als Entsaften und das Reinigen der Küchenutensilien ist ebenfalls einfacher. Beim Entsaften müssen Obst und Gemüse klein genug geschnitten werden, um in den Entsafter zu passen, und nacheinander verarbeitet werden. Für einen Smoothie können Obst und Gemüse zugleich in den Mixer wandern. Einen Entsafter müssen Sie außerdem zum Säubern auseinandernehmen und danach wieder zusammensetzen, was zeit- und arbeitsaufwendig ist. Beim Mixer reicht das Ausspülen unter fließendem Wasser, der anschließende Zusammenbau der Einzelteile entfällt.

Dazu kommt, dass sich Supernahrungsmittel wie Maca-Pulver oder Acai-Beeren im Mixer leichter hinzufügen und glattrühren lassen.

Der Proteinmythos

Grüne Smoothies, die zu 40 Prozent aus grünem Blattgemüse bestehen, sind eine erstklassige Proteinquelle. Sie liefern Protein in Form von Aminosäuren, die Bausteine des Eiweißes. Sie sind vom Körper leichter verwertbar als komplexe Proteine, die in Fleisch und anderen Tierprodukten zu finden sind. Grüne Blattgemüse enthalten Aminosäuren in so großer Menge, dass sie uns mit allen Proteinen versorgen, die wir brauchen.

Wenn wir eiweißhaltige Nahrung zu uns nehmen, muss das Verdauungssystem die Proteine in einzelne Aminosäuren aufspalten, damit der Körper sie verwerten kann. Tierisches Protein ist extrem schwer verdaulich und nach dem Garen noch schwerer in Aminosäuren aufzuspalten und zu nutzen. Der Körper verbraucht dabei so viel Energie, dass ein großer Teil des Nährwerts für ihn unbrauchbar wird.

Wenn Sie das Gefühl haben, dass bei Ihnen ein zusätzlicher Bedarf an Protein besteht, weil Sie Schwerarbeit leisten, reichern Sie die grünen Smoothies im Mixer einfach mit Proteinpulver an.

3. Kapitel

Vorbereitung

Sind Sie bereit für die größte Herausforderung Ihres Lebens? Die zehntägige Entgiftungs- und Entschlackungskur mit grünen Smoothies geht mit einem nachhaltigen Wandel auf spiritueller, mentaler und physischer Ebene einher. Ihr Leben wird dadurch auf vielfältige, positive Weise verändert. Sie werden einiges über sich selbst und Ihre Essgewohnheiten erfahren. Die einzige Möglichkeit, ein gesundes Verhältnis zum Essen zu entwickeln, besteht darin, die Nahrung, die wir zu uns nehmen, zu lieben, um sicherzugehen, dass sie uns diese Liebe auf ihre Weise dankt: Sie verleiht uns Kraft, fördert ein gedeihliches Wachstum und unterstützt optimale Gesundheit und Vitalität. Während der zehntägigen Entgiftungs- und Entschlackungskur mit grünen Smoothies versorgen Sie Ihren Körper mit einer gesunden, nährstoffreichen Kost, die Ihnen am Ende das Gefühl verleiht, wie neugeboren zu sein. Es wird Augenblicke geben, in denen Sie frustriert oder geneigt sind, aufzugeben, doch wenn Sie durchhalten, wird Ihr Körper Ihnen die Mühe lohnen. Die Ergebnisse sind einfach verblüffend!

Die ersten vier Tage stellen die größte Hürde dar. Wenn sich Ihr Körper umstellt und die Kalorien nicht mehr aus fester Nahrung, sondern aus pürierten, nährstoffreichen Smoothies bezieht, entwickelt er zunächst einen Heißhunger auf die gewohnte Kost. Das ist völlig normal; gestatten Sie Ihrem Körper also, sich während der ersten vier Tage an die neue Situation anzupassen, auch wenn Sie sich bisweilen unwohl fühlen. Danach werden Sie feststellen, wie gut Ihnen die grünen Smoothies und die darin enthaltenen

Nährstoffe tun. Sie haben plötzlich das Gefühl, energiegeladen und rundum gesund zu sein, vielleicht zum ersten Mal seit Jahren.

Da Sie nur pürierte Nahrung (grüne Smoothies), rohes Obst und Gemüse und naturbelassene ungesalzene Nüsse und Kerne zu sich nehmen, wird das Verdauungssystem entlastet. Damit bietet sich dem Körper die Chance, Entschlackungs-, Heilungs- und andere dringend nötige »Instandsetzungsprozesse« in Gang zu setzen.

Welche Zutaten Sie für die grünen Smoothies verwenden sollten

Für die zehntägige Entgiftungs- und Entschlackungskur sollten die grünen Smoothies nur aus grünem Blattgemüse, Obst und Wasser bestehen. Bitte verzichten Sie in dieser Zeit auf stärkehaltige Gemüse wie Süßkartoffeln, Rüben oder andere Sorten, die nicht zu den grünen Blattgemüsen zählen. Obst wird normalerweise rasch verdaut, doch in Verbindung mit stärkehaltigem Gemüse verarbeitet der Magen nur das Gemüse und lässt die Früchte unangetastet. Sie beginnen zu gären und verursachen Blähungen und Völlegefühl. Um dies zu vermeiden, sollten Sie während der zehntägigen Entgiftungs- und Entschlackungskur ausschließlich grünes Blattgemüse, Obst und Wasser für Ihre Smoothies verwenden.

Nehmen Sie nur die dunkleren Sorten der grünen Blattgemüse, da sie Chlorophyll und andere wichtige Nährstoffe liefern. Dazu gehören beispielsweise Grünkohl, Mangold, Spinat, Babysalat, Rucola, Romanasalat, Löwenzahnblätter, Rübengrün und Blattkohl. Produkte aus biologischem Anbau sind hochwertiger, was während der Entgiftungs- und Entschlackungskur besonders wichtig ist. Konventionelle Erzeugnisse sollten Sie vor Gebrauch unbedingt waschen, da sie mit Pestiziden und oft mit Pflanzenwachs behandelt wurden. Pflanzenwachs lässt sich oft nur mit speziellen Reinigungsmitteln aus dem Bioladen entfernen. Spülen Sie das Produkt nach dem Abschrubben der Wachsschicht gründlich unter fließendem Wasser nach. Um den Toxingehalt zu reduzieren, können Sie das Obst und Gemüse auch in einer Weißweinessig-Lösung (10 %) einweichen, abschrubben und danach unter fließendem Wasser abspülen.

Sie sollten unbedingt Quellwasser oder gereinigtes Wasser für die grünen Smoothies verwenden. Eine weitere Option wäre alkalisches Wasser, das die Entgiftung unterstützt und die Hydration verbessert. Leitungswasser ist nicht zu empfehlen.

Vorbereitung auf Tag 1

Bereiten Sie sich mental auf den Aufbruch zu neuen Ufern vor. Halten Sie sich jeden Tag die Vorteile der zehntägigen Entgiftungs- und Entschlackungskur vor Augen. Sagen Sie sich, dass Sie es schaffen, und freuen Sie sich darauf, Ihre Energie und Gesundheit in einem Ausmaß zu verbessern, das Sie nie für möglich gehalten hätten.

Trinken Sie jeden Morgen als Erstes mehrere Gläser Wasser, um den nächtlichen Wasserverlust auszugleichen. Danach sollte eine Tasse Entgiftungstee folgen, der die Reinigung von Leber und Niere unterstützt. Sie dürfen gerne Stevia hinzufügen, einen natürlichen Süßstoff, um dem Tee mehr Geschmack zu verleihen. Denken Sie daran, während der gesamten Entgiftungs- und Entschlackungskur genug Wasser zu trinken. Die Hydration hilft dem Körper, Toxine auszuschwemmen, die sich im Verlauf des Reinigungsprozesses gelöst haben. In den ersten Tagen sollten Sie mit häufigem Harndrang und mehrfacher Darmentleerung rechnen.

Wiegen, messen und fotografieren Sie sich

Wiegen Sie sich und nehmen Sie Maß (Oberweite, Taille und Hüften); halten Sie die ermittelten Werte und das Datum schriftlich fest. Einige Leute verlieren schneller Gewicht, andere an Umfang; deshalb sollten Sie beides dokumentieren! Die meisten (80 Prozent) nehmen während der vollumfänglichen zehntägigen Entgiftungs- und Entschlackungskur fünf bis sieben Kilo ab.

Machen Sie als Nächstes eine Ganzkörperaufnahme und eine Nahaufnahme von Ihrem Gesicht. Dadurch lassen sich die physischen Veränderungen auf Anhieb erkennen. Oft bemerken Sie den Unterschied als Erstes im Augenweiß und daran, dass dunkle Ringe und geschwollene Augen zurückgehen. Auf diese Weise können Sie die Fortschritte nicht nur am Gewicht ablesen, das Sie auf die Waage bringen, sondern auch anhand Ihres Aussehens und Ihrer generellen Befindlichkeit verfolgen.

Hier geht es nicht nur ums Abnehmen – es geht vor allem darum, Gesundheit und Wohlbefinden zu verbessern. Deshalb sollten Sie auch verfolgen, wie sich die Entgiftungs- und Entschlackungskur auf Ihren Energiespiegel, die Verdauung, die Stimmung, die mentale Klarheit und das Hautbild auswirkt! Nutzen Sie die Vorteile im Doppelpack: Gesundheit und Gewichtsreduktion. Lassen Sie nicht zu, dass die Waage Ihr Feind wird. Und denken Sie daran: Das Gewicht kann sich während der Entgiftung rauf und runter bewegen, doch am Ende purzeln die Pfunde.

Die Einkaufsliste

Es ist empfehlenswert, Obst und Gemüse jeweils für fünf Tage im Voraus einzukaufen, sodass Sie während der zehntägigen Kur nur zwei Mal einkaufen gehen müssen. Hier finden Sie zwei Listen – eine für die ersten fünf Tage, die andere für den fünftägigen Endspurt.

Die Listen beziehen sich auf die zehn Rezepte für die grünen Smoothies, die im vierten Kapitel beschrieben sind und die Grundlage der Entgiftungs- und Entschlackungskur bilden.

Lebensmittel für die ersten fünf Tage

- 6 Äpfel
- 1 Bündel Weintrauben
- 600 g Pfirsiche, tiefgefroren
- 600 g Blaubeeren, tiefgefroren
- 450 g Erdbeeren, tiefgefroren
- 300 g gemischte Beeren, tiefgefroren
- 180 g Mangostücke
- 3 Bananen
- 1 Bündel Grünkohl
- 600 g Spinat
- 600 g gemischtes junges Blattgemüse
- Steviapulver (Portionstütchen)
- 1 Päckchen Leinsamen
- Obst und Gemüse nach Wahl, zum Kauen (z. B. Äpfel, Sellerie)
- Naturbelassene oder ungesalzene Nüsse und Kerne als Snack
- Entgiftungstee (Triple Leaf, Yogi-Tee oder in Apotheken/Drogerien erhältliche Spezialmischungen)
- Meersalz (oder ein anderes unjodiertes Salz)
- OPTIONAL: milchfreies/pflanzliches Proteinpulver

Lebensmittel für die letzten fünf Tage

- 600 g Mangostücke, tiefgefroren
- 600 g Pfirsiche, tiefgefroren
- 600 g Ananasstücke, tiefgefroren
- 300 g gemischte Beeren, tiefgefroren
- 180 g Blaubeeren, tiefgefroren
- 180 g Erdbeeren, tiefgefroren
- 2 Äpfel

- 5 Bananen
- 1 Bündel Grünkohl
- 600 g Spinat
- 600 g gemischtes grünes Blattgemüse
- Obst und Gemüse nach Wahl, zum Kauen (z. B. Äpfel, Karotten, Sellerie)
- Naturbelassene oder ungesalzene Nüsse und Kerne als Snack

4. Kapitel

....

Ablauf der zehntägigen Entgiftungs- und Entschlackungskur mit grünen Smoothies

D ie zehntägige Entgiftungs- und Entschlackungskur mit grünen Smoothies ist eine Erfahrung, die Ihre Gesundheit von Grund auf verändern wird. Sie können zwischen der Vollversion und einer modifizierten, entschärften Variante wählen.

Bei der *vollumfänglichen* Entgiftungs- und Entschlackungskur nehmen Sie während der gesamten zehn Tage ausschließlich grüne Smoothies (3 pro Tag), Snacks und Wasser/Tee zu sich. Sie bietet die größten Vorteile für die Gesundheit und die Gewichtsreduktion, die sich in der Regel auf fünf bis sieben Kilo beläuft.

Die *modifizierte* Entgiftungs- und Entschlackungskur besteht aus täglich zwei grünen Smoothies (morgens und mittags), einer gesunden Mahlzeit am Abend, Snacks und Wasser/Tee. Die gesunde Mahlzeit beinhaltet Salat, gedünstetes Gemüse, Fisch oder Hühnchen (gegrillt oder im Backofen zubereitet).

Die modifizierte Version bietet aufgrund der nährstoffreichen Smoothies zahlreiche Gesundheitsvorteile. Der Gewichtsverlust ist vielleicht nicht ganz so spektakulär, aber Sie können damit rechnen, in den zehn Tagen zwischen zwei und fünf Kilo abzunehmen. Sie wurde für diejenigen entwickelt, die nicht bereit oder imstande sind, sich auf die vollumfängliche zehntägige Entgiftungs- und Entschlackungskur einzulassen. Sie ist auch dann ideal, wenn es Ihnen nicht nur ums Abnehmen, sondern vor allem ums Entgiften geht. Auch wenn Sie ein Neuling auf diesem Gebiet sind und sich nach und nach mit der Entgiftungs- und Entschlackungskur vertraut machen möchten, fangen Sie am besten mit der entschärften Version an.

Bei beiden Versionen sollten Sie während der gesamten zehn Tage weißen Zucker, Fleisch, Milch, Käse, Spirituosen, Bier, Kaffee, Limonade/Diätlimonade, industriell verarbeitete Lebensmittel, frittierte Nahrung und raffinierte Kohlehydrate (Weißbrot, Pasta, Kuchen/Gebäck usw.) vermeiden.

Vollumfängliche Entgiftungs- und Entschlackungskur: Zusammenfassung

1. Trinken Sie Smoothies: Trinken Sie jeden Tag drei grüne Smoothies, morgens, mittags und abends je einen. Sie können sie auch in kleinere Portionen aufteilen und immer dann ein paar Schlucke trinken, wenn Sie Hunger verspüren. Wichtig ist, dass Sie alle drei bis vier Stunden einen Smoothie oder einen Snack zu sich nehmen, um den Stoffwechsel anzukurbeln. Jeder Smoothie sollte ungefähr 340 ml bis 450 ml Flüssigkeit enthalten. Wenn Sie berufstätig sind, bereiten Sie morgens einfach die gesamte Tagesmenge zu und füllen sie in ein Behältnis ab, das Sie mitnehmen können. Bewahren Sie die Smoothies möglichst im Kühlschrank auf.

2. Essen Sie Snacks: Sie dürfen Äpfel, Sellerie, Salatgurken und andere knackige Gemüse, auf die Sie Appetit haben, als kleine Zwischenmahlzeit zu sich nehmen. Zu den weiteren proteinreichen Snacks gehören ungesüßte Erdnussbutter, hart gekochte Eier und naturbelassene oder ungesalzene Nüsse und Kerne (nur eine Handvoll).

3. Trinken Sie Wasser und Entgiftungstee: Trinken Sie mindestens 8 Gläser Wasser (1,8 Liter) am Tag und Entgiftungs- oder Kräutertee nach Belieben. Fangen Sie morgens (auf nüchternen Magen) mit dem Entgiftungstee an, da er die Entschlackung der Entgiftungsorgane – Niere, Leber, Haut usw. – unterstützt.

4. Sorgen Sie für einen regelmäßigen Stuhlgang: Wenden Sie eine der beiden Darmreinigungsmethoden an, um sicherzugehen, dass während der Entgiftung drei Darmentleerungen am Tag erfolgen (siehe 5. Kapitel).

5. Vermeiden Sie raffinierten Zucker, Fleisch, Milch, Käse, Spirituosen, Bier, Kaffee, Limonade/Diätlimonade, industriell verarbeitete Lebensmittel, frittierte Nahrung und raffinierte Kohlehydrate (Weißbrot, Pasta, Kuchen/ Gebäck usw.)

Modifizierte Entgiftungs- und Entschlackungskur: Zusammenfassung

1. Trinken Sie Smoothies und nehmen Sie eine gesunde Mahlzeit zu sich: Trinken Sie jeden Tag zwei grüne Smoothies, morgens und mittags je einen; am Abend gibt es eine gesunde Mahlzeit. Sie kann aus Salat, gedünstetem Gemüse und Fisch oder Hühnchen (gegrillt oder im Backofen gegart) bestehen. Die beiden grünen Smoothies können natürlich zu jeder Tageszeit getrunken werden, solange Sie sich auf eine gesunde Mahlzeit am Tag beschränken. Jeder Smoothie sollte ungefähr 340 ml bis 450 ml Flüssigkeit enthalten. Wenn Sie berufstätig sind, bereiten Sie morgens einfach die gesamte Tagesmenge zu und füllen sie in ein Behältnis ab, das Sie mitnehmen können. Bewahren Sie die Smoothies möglichst im Kühlschrank auf.

2. Essen Sie Snacks: Sie dürfen Äpfel, Sellerie, Salatgurken und andere knackige Gemüse, auf die Sie Appetit haben, als kleine Zwischenmahlzeit zu sich nehmen. Zu den weiteren proteinreichen Snacks gehören ungesüßte Erdnussbutter, hart gekochte Eier und naturbelassene oder ungesalzene Nüsse und Kerne (nur eine Handvoll).

3. Trinken Sie Wasser und Entgiftungstee: Trinken Sie mindestens 8 Gläser Wasser (1,8 Liter) am Tag und Entgiftungs- oder Kräutertee nach Belieben. Fangen Sie morgens (auf nüchternen Magen) mit dem Entgiftungstee an, da er die Entschlackung der Entgiftungsorgane – Niere, Leber, Haut usw. – unterstützt.

4. Sorgen Sie für einen regelmäßigen Stuhlgang: Wenden Sie eine der beiden Darmreinigungsmethoden an, um sicherzugehen, dass während der Entgiftung drei Darmentleerungen am Tag erfolgen (siehe 5. Kapitel).

5. Vermeiden Sie raffinierten Zucker, Fleisch, Milch, Käse, Spirituosen, Bier, Kaffee, Limonade/Diätlimonade, industriell verarbeitete Lebensmittel, frittierte Nahrung und raffinierte Kohlehydrate (Weißbrot, Pasta, Kuchen/ Gebäck usw.)

Die zehn Rezepte für die zehntägige Entgiftungs- und Entschlackungskur mit grünen Smoothies

Nachfolgend finden Sie die Rezepte für die zehntägige Entgiftungs- und Entschlackungskur mit grünen Smoothies. Sie haben alle Zutaten zur Hand, wenn Sie die Einkaufsliste im 3. Kapitel verwenden.

Sie probieren jeden Tag ein anderes Smoothie-Rezept aus; die angegebene Menge reicht für die gesamte Tagesration. Weichen Sie während der Entgiftungs- und Entschlackungskur nicht zu sehr von den Rezepten ab. Sie wurden speziell für die Entgiftung, Gewichtsreduktion, Revitalisierung und Reinigung auf der mentalen Ebene entwickelt. Wenn Sie nach der zehntägigen Kur weitermachen wollen, dürfen Sie Ihrer Fantasie freien Lauf lassen, um Abwechslung in die Rezepte zu bringen, weiterhin abzunehmen und Gesundheit und Wohlbefinden zu verbessern!

Die Zutaten wiegen im unpürierten Zustand ungefähr 2000 Gramm, püriert etwa 1000 bis 1500 Gramm, je nach Größe des Standmixers und Wassermenge. Dritteln Sie die Gesamtmenge und trinken Sie alle drei bis vier Stunden einen Smoothie oder ein paar Schlucke über den Tag verteilt, sobald Sie Hunger verspüren.

Wenn Ihnen die Tagesration zu viel ist, trinken Sie wenigstens zwei Smoothies, um zu gewährleisten, dass der Organismus ausreichend mit Nahrung versorgt wird. Es ist wichtig, alle drei oder vier Stunden einen grünen Smoothie oder einen Snack zu sich zu nehmen, um den Stoffwechsel in Gang zu halten. Auch wenn Sie mit weniger Nahrung auskommen würden, sollten Sie Ihrem Körper alle drei bis vier Stunden »Treibstoff« zuführen (Smoothie oder Snack).

WICHTIGE HINWEISE: Wenn Sie einen Standmixer mit großem Fassungsvermögen haben, zum Beispiel von Vitamix oder Blendtec, können Sie sämtliche Zutaten auf einmal in das Behältnis einfüllen. Bei einem kleineren Gerät müssen Sie das Rezept unter Umständen halbieren und zwei Mal mixen, um ein Überschwappen zu vermeiden.

Hinweis zu den Rezepten: Einige der Mengenangaben sind der Einfachheit halber in Form von »Tassen« angegeben. Verwenden Sie hierfür eine ganz normale Kaffeetasse mit einem Fassungsvermögen von etwa 200 ml.

1. Tag
Grüner Beeren-Smoothie

- 3 Handvoll Spinat
- 2 Tassen Wasser
- 1 Apfel, entkernt, geviertelt
- 1 Tasse Mangostücke, tiefgefroren
- 1 Tasse Erdbeeren, tiefgefroren
- 1 Handvoll kernlose Weintrauben, tiefgefroren oder frisch
- 1 Portionstütchen Steviapulver (wenn nötig, mehr)
- 2 EL Leinsamen, gemahlen
- OPTIONAL: 1 Messlöffel Proteinpulver

Zubereitung
Spinat und Wasser in den Mixer geben; pürieren, bis die Mischung eine saftähnliche Konsistenz hat. Das Gerät ausschalten, die restlichen Zutaten zufügen und alles noch einmal durchmixen, bis der Smoothie cremig ist.

◆ ◆ ◆

2. Tag
Apfel-Erdbeer-Smoothie

- 3 Handvoll gemischtes grünes Blattgemüse
- 2 Tassen Wasser
- 1 Banane, geschält
- 2 Äpfel, entkernt, geviertelt
- 1½ Tassen Erdbeeren, tiefgefroren
- 2 Portionstütchen Steviapulver (wenn nötig, mehr)
- 2 EL Leinsamen, gemahlen
- OPTIONAL: 1 Messlöffel Proteinpulver

Zubereitung

Blattgemüse und Wasser in den Mixer geben; pürieren, bis die Mischung eine saftähnliche Konsistenz hat. Das Gerät ausschalten, die restlichen Zutaten zufügen und alles noch einmal durchmixen, bis der Smoothie cremig ist.

♦ ♦ ♦

3. Tag
Apfel-Beeren-Smoothie

- 1 Handvoll gemischtes grünes Blattgemüse
- 2 Handvoll Spinat
- 2 Tassen Wasser
- 1½ Tassen Blaubeeren, tiefgefroren
- 1 Banane, geschält
- 1 Apfel, entkernt und geviertelt
- 1 Portionstütchen Steviapulver
- 2 EL Leinsamen, gemahlen
- OPTIONAL: 1 Messlöffel Proteinpulver

Zubereitung

Blattgemüse und Wasser in den Mixer geben; pürieren, bis die Mischung eine saftähnliche Konsistenz hat. Das Gerät ausschalten, die restlichen Zutaten zufügen und alles noch einmal durchmixen, bis der Smoothie cremig ist.

◆ ◆ ◆

4. Tag
Beeren-Pfirsich-Smoothie

- 2 Handvoll Grünkohl
- 1 Handvoll Spinat
- 2 Tassen Wasser
- 2 Äpfel, entkernt, geviertelt
- 1½ Tassen Pfirsichstücke, tiefgefroren
- 1½ Tassen gemischte Beeren, tiefgefroren
- 2 Portionstütchen Steviapulver
- 2 EL Leinsamen, gemahlen
- OPTIONAL: 1 Messlöffel Proteinpulver

Zubereitung

Grünes Blattgemüse und Wasser in den Mixer geben; pürieren, bis die Mischung eine saftähnliche Konsistenz hat. Das Gerät ausschalten, die restlichen Zutaten zufügen und alles noch einmal durchmixen, bis der Smoothie cremig ist.

◆ ◆ ◆

5. Tag
Pfirsich-Beeren-Spinat-Smoothie

- 3 Handvoll Spinat
- 2 Tassen Wasser
- 1 Tasse Pfirsichstücke, tiefgefroren
- 1 Handvoll kernlose Weintrauben, frisch oder tiefgefroren

- 1½ Tassen Blaubeeren
- 3 Portionstütchen Steviapulver zum Süßen
- 2 EL Leinsamen, gemahlen
- OPTIONAL: 1 Messlöffel Proteinpulver

Zubereitung

Blattgemüse und Wasser in den Mixer geben; pürieren, bis die Mischung eine saftähnliche Konsistenz hat. Das Gerät ausschalten, die restlichen Zutaten zufügen und alles noch einmal durchmixen, bis der Smoothie cremig ist.

♦ ♦ ♦

6. Tag
Ananas-Spinat-Smoothie

- 2 Tassen Spinat, frisch, komprimiert
- 1 Tasse Ananasstücke
- 2 Tassen Pfirsichstücke, tiefgefroren
- 2 Bananen, geschält

- 1½ Portionstütchen Steviapulver
- 2 Tassen Wasser
- 2 EL Leinsamen, gemahlen
- OPTIONAL: 1 Messlöffel Proteinpulver

Zubereitung

Blattgemüse und Wasser in den Mixer geben; pürieren, bis die Mischung eine saftähnliche Konsistenz hat. Das Gerät ausschalten, die restlichen Zutaten zufügen und alles noch einmal durchmixen, bis der Smoothie cremig ist.

◆ ◆ ◆

7. Tag
Ananas-Beeren-Smoothie

- 2 Handvoll gemischtes grünes Blattgemüse
- 2 Handvoll Spinat
- 1 Banane, geschält
- 1½ Tassen Ananasstücke
- 1½ Tassen Mangostücke, tiefgefroren

- 1 Tasse gemischte Beeren, tiefgefroren
- 3 Portionstütchen Steviapulver
- 2 Tassen Wasser
- 2 EL Leinsamen, gemahlen
- OPTIONAL: 1 Messlöffel Proteinpulver

Zubereitung

Blattgemüse und Wasser in den Mixer geben; pürieren, bis die Mischung eine saftähnliche Konsistenz hat. Das Gerät ausschalten, die restlichen Zutaten zufügen und alles noch einmal durchmixen, bis der Smoothie cremig ist.

◆ ◆ ◆

8. Tag
Spinat-Grünkohl-Beeren-Smoothie

- 2 Handvoll Grünkohl
- 2 Handvoll Spinat
- 2 Tassen Wasser
- 1 Apfel, entkernt, geviertelt
- 1 Banane, geschält

- 1½ Tassen Blaubeeren, tiefgefroren
- 2 Portionstütchen Steviapulver
- 2 EL Leinsamen, gemahlen
- OPTIONAL: 1 Messlöffel Proteinpulver

Zubereitung

Blattgemüse und Wasser in den Mixer geben; pürieren, bis die Mischung eine saftähnliche Konsistenz hat. Das Gerät ausschalten, die restlichen Zutaten zufügen und alles noch einmal durchmixen, bis der Smoothie cremig ist.

♦ ♦ ♦

9. Tag
Apfel-Mango-Smoothie

- 3 Handvoll Spinat
- 2 Tassen Wasser
- 1 Apfel, entkernt, geviertelt
- 1½ Tassen Mangostücke
- 2 Tassen Erdbeeren, tiefgefroren

- 1 Portionstütchen Steviapulver
- 2 EL Leinsamen, gemahlen
- OPTIONAL: 1 Messlöffel Proteinpulver

Zubereitung

Blattgemüse und Wasser in den Mixer geben; pürieren, bis die Mischung eine saftähnliche Konsistenz hat. Das Gerät ausschalten, die restlichen Zutaten zufügen und alles noch einmal durchmixen, bis der Smoothie cremig ist.

◆ ◆ ◆

10. Tag
Ananas-Grünkohl-Smoothie

- 2 Handvoll Grünkohl
- 1 Handvoll gemischtes grünes Blattgemüse
- 2 Tassen Wasser
- 1½ Tassen Pfirsichstücke, tiefgefroren
- 2 Handvoll Ananasstücke
- 2 Portionstütchen Steviapulver
- 2 EL Leinsamen, gemahlen
- OPTIONAL: 1 Messlöffel Proteinpulver

Zubereitung

Blattgemüse und Wasser in den Mixer geben; pürieren, bis die Mischung eine saftähnliche Konsistenz hat. Das Gerät ausschalten, die restlichen Zutaten zufügen und alles noch einmal durchmixen, bis der Smoothie cremig ist.

5. Kapitel

Tipps für eine erfolgreiche Entgiftungs- und Entschlackungskur

An dieser Stelle möchte ich Ihnen ein paar Tipps geben, die Ihnen helfen werden, die Entgiftungs- und Entschlackungskur erfolgreich zu meistern.

Schließen Sie sich unserer Facebook-Gruppe an. Holen Sie sich Unterstützung, Ermutigung und Tipps von Gleichgesinnten:

https://www.facebook.com/groups/Green.Smoothie.Cleanse/

Die Leistungsstärke des Mixers bewirkt einen Unterschied. Benutzen Sie einen Hochleistungsmixer (ca. 1000 Watt). Damit brauchen Sie nur eine halbe bis eine Minute, um einen cremigen, glatten Smoothie zuzubereiten. Bei einem regulären Mixer müssen Sie mit der doppelten Zeit rechnen.

Fügen Sie Ihrem Powershake Protein hinzu. Zusätzliches Protein ist für die Entgiftungs- und Entschlackungskur nicht unbedingt erforderlich und wurde daher als optional aufgelistet. Als Ernährungsexpertin empfehle ich jedoch, die Smoothie-Tagesmenge mit einem Messlöffel Proteinpulver anzureichern, weil der Sättigungseffekt länger vorhält und der Stoffwechsel in Schwung bleibt. Das Protein hat einen leicht bitteren Geschmack, deshalb sollten Sie den Smoothie zuerst ohne probieren und das Pulver im Anschluss zufügen, um zu sehen, ob er Ihnen dann noch schmeckt. Da Sie Molkereiprodukte (Kuhmilch) während der Entgiftungs- und Entschlackungskur vermeiden sollten, können Sie ein milchfreies pflanzliches Proteinpulver, beispielsweise Reis-, Soja- oder Hanfprotein nehmen, jedoch kein Molkeprotein, das aus Kuhmilch hergestellt wird. Es gibt jedoch auch andere hochwertige Optionen. Zu den erstklassigen Proteinlieferanten gehören unter anderem hart gekochte Eier, naturbelassene oder ungesalzene Nüsse und Kerne, insbesondere Chia-Samen und Leinsamen, sowie ungesüßte Erdnussbutter.

Kauen Sie die Smoothies. Versuchen Sie, so oft wie möglich Kaubewegungen zu machen, weil der Speichel, der dabei im Mund entsteht, den Verdauungsprozess in Gang setzt. Auch Smoothies lassen sich »kauen«. Dadurch mindern Sie auch Blähungen und Völlegefühl.

Rechnen Sie mit Gewichtsschwankungen. Während der Entgiftung kann das Gewicht rauf und runter gehen. Das ist völlig normal. Die Gewichtsschwankungen sind auf drei Einflussfaktoren im Körper zurückzuführen: Muskeln, Fett und Wasser. Die Muskulatur wiegt am meisten – deshalb kann man bei intensiver sportlicher Betätigung Muskelmasse aufbauen und dadurch zunehmen. Doch unter dem Strich kurbelt der Muskelaufbau die Fettverbrennung an. Bei Frauen ist der Wasserhaushalt des Körpers der schlimmste Übeltäter, zurückzuführen auf den Hormonspiegel.

Viele Frauen wiegen während des Monatszyklus' zwischen zwei und viereinhalb Kilo mehr, eine Folge der Wassereinlagerungen im Körper. Manchmal führt auch ein übermäßiger Verzehr von Salz/Natrium zu Wasseransammlungen im Gewebe, sodass wir zunehmen und aufgebläht und aufgeschwemmt aussehen! Also keine Sorge, wenn Sie nicht konstant abnehmen. Erst wenn Sie Woche für Woche über einen längeren Zeitraum zunehmen, sollten Sie den Ursachen des Problems auf den Grund gehen! Eine Körperanalysewaage (z. B. von Tanita) gibt beispielsweise Aufschluss über Gewicht und den Prozentsatz an Muskelmasse, Körperfett und Körperwasser. Sie ist auch dann hilfreich, wenn Sie intensiv Sport treiben!

Entfernen Sie die Stiele vom grünen Blattgemüse. Einige grüne Blattgemüse werden ohne Stiele abgepackt; andernfalls sollten Sie die Stiele entfernen, weil sie den Geschmack erheblich verändern.

Wechseln Sie turnusmäßig die Blattgemüsesorten, die Sie verwenden. Alle grünen Blattgemüse enthalten bestimmte Alkaloide. Diese organischen Substanzen kommen in sehr geringer, unschädlicher Menge vor, doch wenn Sie Woche für Woche dieselbe grüne Blattgemüsesorte für Ihre Smoothies verwenden, können sie sich im Körper ansammeln und ernsthafte Gesundheitsprobleme verursachen. Deshalb ist es am besten, die Sorten turnusmäßig zu wechseln. Kaufen Sie beispielsweise in einer Woche Spinat, in der nächsten Woche Grünkohl und in der darauffolgenden Woche Romanasalat. Oder Sie kaufen zwei grüne Blattgemüsesorten für eine Woche und in der nächsten Woche zwei andere Sorten. Wichtig ist, jede Woche ein anderes grünes Blattgemüse für Ihre Smoothies zu verwenden. Die Palette, aus der Sie wählen können, ist groß.

Verwenden Sie reifes Obst. Reifes Obst ist wegen der lebenden Enzyme leichter verdaulich. Ansonsten lassen Sie die Früchte nachreifen, bevor Sie sie im Mixer pürieren.

Sie dürfen auch tiefgekühltes Obst nehmen. Es steht Ihnen frei, statt frischer Früchte Tiefkühlprodukte zu verwenden. Sie sind oft preiswerter und haben den gleichen, manchmal sogar einen höheren Nährwert als frisches Obst. Frisches Obst kann außerdem innerhalb weniger Tage verderben, ein Problem, das bei Tiefkühlware entfällt.

Fügen Sie Eiswürfel hinzu. Wenn Sie frisches Obst nehmen, sollten Sie Eiswürfel statt Wasser verwenden, damit der Smoothie kalt genug ist.

Passen Sie die Smoothies Ihrem Geschmack an. Sie dürfen die Rezepte leicht abändern, um sie Ihrem Geschmack anzupassen. Nehmen Sie mehr Eiswürfel oder Wasser, wenn der Smoothie für Ihren Geschmack zu dickflüssig geworden ist. Wenn nötig, können Sie auch die Steviamenge erhöhen. Stevia ist ein natürlicher, pflanzlicher Süßstoff, der keine Blutzuckerspitzen verursacht. Sie können auch mehr Früchte zum Süßen verwenden. Wichtig ist, dass Ihre Smoothies gut schmecken, damit Sie motiviert sind, die Entgiftungs- und Entschlackungskur fortzusetzen.

Trinken Sie viel Wasser. Trinken Sie idealerweise 1,8 Liter am Tag, denn das Wasser trägt dazu bei, die Toxine auszuschwemmen. Wenn Sie genug Wasser trinken, erhöht sich der Harndrang während der Entgiftung, was gut und ganz normal ist!

Trinken Sie außerdem Kräuter- und Entgiftungstees. Kräutertees stellen während der Entgiftungs- und Entschlackungskur eine wichtige Ergänzung dar. Sie dämpfen nicht nur das Hungergefühl, sondern unterstützen auch den Entgiftungsprozess. Hervorragend geeignet sind Kamillentee, Pfefferminztee, Grüntee, Löwenzahnwurzel-Tee, Ingwertee, Mariendisteltee, Sarsaparilla-Tee (Stechwindentee) und Ginsengtee. Es gibt auch fertige Detox-Mischungen, z. B. Triple Leaf- oder Yogi-Tee-Produkte. Süßen Sie mit Stevia, nach Geschmack.

Diabetiker sollten Obstsorten mit niedrigem Zuckergehalt wählen. Diabetiker sollten ihre Zuckerwerte bei jeder Mahlzeit genau im Auge behalten. Der natürliche Zuckergehalt der grünen Smoothies könnte sich als Problem erweisen. Bei Diabetes und Hefepilzinfektionen gilt es daher, ausschließlich Obstsorten mit niedrigem Zuckergehalt zu verwenden, beispielsweise Äpfel, Grapefruit, Zitronen, Limetten, Kirschen, Erdbeeren, Cranberries, Himbeeren, Gojibeeren und Blaubeeren. Zu den Obstsorten mit mäßigem Zuckergehalt gehören Pfirsiche, Orangen, Birnen, einige Apfelsorten, Granatäpfel und Pflaumen. Obstsorten wie Aprikosen, Melonen, Kiwis, Mangos, Papayas, Ananas, Bananen, Datteln, Feigen, Rosinen und Weintrauben weisen einen hohen Zuckeranteil auf. Überprüfen Sie Ihren Blutzucker mehrmals am Tag, damit die Werte stabil bleiben! Und natürlich sollten Sie sich mit Ihrem Hausarzt beraten, bevor Sie mit der Entgiftungs- und Entschlackungskur beginnen.

Sorgen Sie für einen regelmäßigen Stuhlgang. Im Idealfall sollten Sie ein bis drei Mal am Tag Stuhlgang haben, aber nie seltener als ein Mal am Tag. Während der Entgiftungs- und Entschlackungskur ist die regelmäßige Darmentleerung unabdingbar, weil dadurch Toxine ausgeschieden werden. Wenn innerhalb von 24 Stunden keine Darmentleerung stattgefunden hat, können Sie diese mit zwei Methoden unterstützen: 1) mit einer Salzlösung. Um den Geschmack erträglich zu machen, lösen Sie zwei Teelöffel unjodiertes Meersalz in ca. 200 ml Wasser auf; trinken Sie die Mischung in einem Zug aus, unmittelbar gefolgt von drei weiteren Gläsern reinen Wassers zu je 200 ml. Die Lösung sollte morgens auf nüchternen Magen getrunken werden; die Entleerung findet in der Regel eine halbe bis eine Stunde später statt. 2) mit einem pflanzlichen Abführmittel. Im Internet gibt es Übersichten über handelsübliche Abführmittel samt Wirkungsweise und Kontraindikationen.

Kasteien Sie sich nicht. Zwischen den Smoothies dürfen Sie kleine Zwischenmahlzeiten essen. Sie machen schließlich keine Hungerkur! Gute Snacks sind proteinreich, z. B. ungesüßte Erdnussbutter oder hart gekochte Eier. Sie können auch rohes Gemüse, Obst und ungesalzene oder naturbelassene Kerne als Snack zu sich nehmen (nur eine Handvoll).

Verwenden Sie Obst in Maßen. Obst kaschiert die Bitterstoffe der grünen Blattgemüse, aber zu viel davon kann Blutzuckerspitzen, Kopfschmerzen und Juckreiz auslösen. Wählen Sie für jeden Tag eine andere Sorte und fügen Sie, wenn es sein muss, mehrere verschiedene Früchte in sehr kleinen Mengen hinzu. Obwohl die darin enthaltene Fructose eine natürliche chemische Verbindung darstellt, unterscheidet der Körper nicht zwischen natürlichem Zucker und einem hohen Fructoseanteil, der süchtig macht. Daher ist es ratsam, Obst in Maßen zu verwenden.

Entgiften Sie die Beziehungen zu Freunden und Familienmitgliedern. Manchmal gilt es, nicht nur den Körper, sondern auch die Gefühle zu entgiften, indem man sich eine zeitlang von Freunden und Familienmitgliedern zurückzieht, die immer wieder sagen: »Das schaffst du nicht«, »Damit würde ich an deiner Stelle noch warten« – bla, bla, bla! Wenn einige Personen in Ihrem Umfeld zu den notorischen Schwarzsehern gehören, empfehle ich Ihnen, die Zeit einzuschränken, die Sie mit ihnen verbringen. Wir haben genug eigene negative Gedanken, ohne uns auch noch die anderer Leute aufzubürden. Halten Sie Abstand zu Menschen, die Ihnen einreden wollen, dass Sie etwas nicht schaffen. Halten Sie sich vor Augen, dass Sie zu Beginn der Entgiftungs- und Entschlackungskur möglicherweise geneigt sind, aufzugeben. Das ist ganz normal. Doch persönliches Wachstum setzt oft voraus, dass man mit dem Status quo unzufrieden ist. Warum sollte man sonst mentale, spirituelle und physische Veränderungen anstreben? Es ist kein Beinbruch, wenn Sie während der Kur schummeln oder in alte Gewohnheiten zurückfallen. Selbst wenn Sie an einem Tag ein bisschen mogeln, ernähren Sie sich besser als an den meisten Tagen vorher. Das nennt man Fortschritt! Sie sind auf dem richtigen Weg! Der Unbehagen, Reizbarkeit, Zweifel und Stimmungsschwankungen weckt. Doch irgendwann erreichen Sie den Punkt, an dem Sie Freude, neue Energie und das Gefühl empfinden, eine Herausforderung bewältigt zu haben. Wollen Sie auf dieses Gefühl verzichten?

Bereiten Sie sich mental darauf vor, dass Sie sich anfangs unwohl fühlen. Zu Beginn der Entgiftungs- und Entschlackungskur leiden Sie vermutlich unter Hungergefühl und erhöhter Reizbarkeit. Sie können einen Snack zu sich nehmen, bis sich Ihr Körper daran gewöhnt, weniger Nahrung zu erhalten. Damit lässt sich der Hunger in Schach halten. Aber wenn Sie ständig irgendeine »Kleinigkeit« in sich hineinstopfen, werden Sie nur wenig abnehmen. Doch darüber sollten Sie sich nicht den Kopf zerbrechen. Denken Sie vielmehr an die Chance, ungesunde Essgewohnheiten abzulegen, wenn Sie den Entgiftungs- und Entschlackungsprozess bis zum Ende durchhalten. Der Körper besitzt die natürliche Fähigkeit, sein Idealgewicht zu halten, wenn Sie Ihr Augenmerk darauf richten, ihn gesund zu ernähren. Mit der Zeit braucht er weniger Nahrung und Sie lernen, beim Essen maßzuhalten. Sie programmieren den Körper um, trainieren sich bessere Essgewohnheiten an. Halten Sie durch, auch wenn Sie sich zeitweilig unwohl fühlen, und lassen Sie sich am Ende von Ihrem Körper belohnen. Viele Menschen essen aus Gewohnheit und Langeweile – dahinter steckt kein physischer, sondern ein emotionaler Hunger. Jetzt ist der ideale Zeitpunkt gekommen, sich den Unterschied zwischen beiden bewusst zu machen.

Halten Sie sich an die zehn Rezepte für die Entgiftungs- und Entschlackungskur. Es ist empfehlenswert, sich an die zehn aufgelisteten Rezepte zu halten. Sie wurden speziell für die Entgiftung und Gewichtsreduktion entwickelt. Sie stellen eine ausgewogene Ernährung dar, die Proteine, Kohlehydrate und gesunde Fette enthält. Ersetzen Sie das Wasser nicht durch andere Flüssigkeiten. Kokoswasser verleiht einem Smoothie vielleicht einen besseren Geschmack, hat aber auch einen höheren natürlichen Zuckergehalt. Wenn Sie versuchen, Ihren Zuckerkonsum zu verringern, verzögert Kokoswasser den Entwöhnungsprozess. Wenn Sie nach der zehntägigen Entgiftung und Entschlackung nicht mehr auf die grünen Powerdrinks verzichten wollen, steht es Ihnen frei, andere als die im Buch aufgelisteten Obstsorten, Öle, Gemüse und Supernahrungsmittel zu verwenden. Sie haben ein ganzes Leben lang Zeit, mit den grünen Smoothie-Rezepten zu experimentieren.

Legen Sie eine Kartei mit grünen Smoothie-Rezepten an. Jedes Mal, wenn Sie einen Smoothie trinken, sollten Sie das Rezept auf einer Karteikarte notieren und es mit einer Note von 1 bis 10 versehen. Auf diese Weise bauen Sie sich nach und nach eine Sammlung Ihrer Lieblingsrezepte auf. Im Anhang und im Abschnitt mit den häufig gestellten Fragen finden Sie Websites mit Rezepten für grüne Smoothies aufgelistet, die Sie nach der zehntägigen Entgiftungs- und Entschlackungskur ausprobieren können.

Konzentrieren Sie sich auf Ihre Gesundheit, dann nehmen Sie ganz von allein ab. Wenn Sie die Entgiftungs- und Entschlackungskur nur machen, um möglichst schnell abzunehmen, ist Ihnen etwas Wichtiges entgangen! Tagtäglich auf die Waage zu steigen ist Zeitverschwendung. Die Pfunde purzeln nicht jeden Tag und an manchen Tagen nehmen Sie sogar zu, weil sich der gesamte Organismus im Zuge des Reinigungsprozesses umstellen muss. Bereiten Sie sich daher gut auf die Reise vor! Vergeuden Sie Ihre Zeit nicht damit, sich von Ihrem Gewicht entmutigen zu lassen. Die Waage ist nicht Ihr Feind! Die meisten Leute nehmen während der vollumfänglichen Entgiftungs- und Entschlackungskur zwischen fünf und sieben Kilo ab. Bei manchen war es weniger, aber bei einigen erheblich mehr - bis zu 9 Kilo! Dennoch sollte der Fokus auf der Entwicklung gesunder Ess- und Lebensgewohnheiten liegen. Richten Sie Ihr Augenmerk auf Ihren Energiespiegel, Ihre Haut, Ihren Schlaf und Ihre Verdauung. Wenn Sie auf einen schnellen Gewichtsverlust abzielen, müssen Sie bis ans Lebensende fasten. Ich persönlich habe keine Lust mehr, mich ständig zu kasteien! 95 Prozent derjenigen, die sich auf eine der unzähligen Reduktionsdiäten einlassen, die gerade »in« sind, haben innerhalb von drei bis fünf Jahren ihr altes Kampfgewicht zurück. Eine dauerhafte Gewichtsreduktion ist nur möglich, wenn Sie Ihre Essgewohnheiten von Grund auf verändern. Sie programmieren die Geschmackszellen um, trimmen sie darauf, eine gesunde Kost zu bevorzugen. Begrüßen Sie eine Lebensweise, die Lust und Appetit auf eine gesunde Ernährung weckt, bei der Sie nie mehr Kalorien zählen und Portionen abmessen müssen, dann können Sie auf Diäten in gleich welcher Form verzichten. Konzentrieren Sie sich auf Ihre Gesundheit, dann nehmen Sie ganz von allein ab.

Rechnen Sie mit Entgiftungssymptomen. Sich mental darauf einzustellen ist wichtig; in den nächsten Abschnitten wird im Einzelnen erklärt, welche Symptome sich bemerkbar machen können.

Erwarten und begrüßen Sie Entgiftungssymptome

Möglicherweise stellen sich Entgiftungssymptome ein, deren Intensität vom toxischen Zustand des Körpers zu Beginn der Kur abhängt. Sie sollten diese Symptome erwarten und begrüßen, auch wenn sie unangenehm sind, denn sie signalisieren Fortschritte. Zu den typischen Entgiftungssymptomen gehören folgende:

- Kopfweh, Schmerzen, Übelkeit. Wenn Sie viel Kaffee trinken, könnten in den ersten Tagen Kopfschmerzen auftreten. Manchmal machen sich auch physische Beschwerden unbestimmter Art, Gelenkschmerzen und Übelkeit bemerkbar. Sollten die Kopfschmerzen zu schlimm werden, nehmen Sie notfalls eine Schmerztablette, wenn Sie diese vertragen.
- Heißhungerattacken. Während des Entgiftungsprozesses entwickelt der Körper einen Heißhunger auf die Nahrung, an die er gewöhnt ist, zum Beispiel Fleisch, Milchprodukte, Zucker und Koffein. Die Heißhungerattacken können mehrere Stunden oder Tage anhalten, lassen aber nach, sobald sich der Körper von der toxischen Überlastung befreit.
- Erschöpfung. Nehmen Sie sich während der Entgiftungsphase Zeit, um sich auszuruhen, da die Ausleitung der Toxine den Organismus fordert und ein Gefühl der Erschöpfung bewirkt. Versuchen Sie, sich zu entspannen und so viele Ruhepausen wie möglich einzulegen.
- Muskelschmerzen. Sie fühlen sich unter Umständen so abgeschlagen, als wäre eine Erkältung oder Grippe im Anmarsch. Da beim Entgiften

oft eine vermehrte Schleimabsonderung erfolgt, läuft Ihnen möglicherweise häufig die Nase.

- Hautausschlag. Ausschlag und Aknepusteln sind ein Anzeichen dafür, dass Toxine durch die Haut ausgeleitet werden, das größte Ausscheidungsorgan des Körpers. Mithilfe einer Darmreinigung, einer Salzwasserlösung zum Abführen oder darmsanierender Kräuter (z. B. Flohsamenschale, Berberitze, Minze) können Sie Hautausschläge und Pickel reduzieren.
- Reizbarkeit. Der Verzicht auf einige Ihrer Lieblingsspeisen kann dazu führen, dass Sie sich gereizt und unausgefüllt fühlen; rechnen Sie daher mit Stimmungsschwankungen. Jetzt wäre außerdem der ideale Zeitpunkt, Freizeitstress abzubauen.

Falls die Entgiftungssymptome zu intensiv werden, können Sie folgendermaßen Abhilfe schaffen:

1. **Verändern Sie den Anteil an Obst und Gemüse.** Beginnen Sie mit 30 Prozent Gemüse und 70 Prozent Obst; arbeiten Sie sich ganz allmählich zu mehr Gemüse und weniger Obst vor.
2. **Trinken Sie mehr Wasser.** Trinken Sie viel Wasser, um den Entgiftungs- und Entschlackungsprozess zu unterstützen.
3. **Führen Sie die vollumfängliche Entgiftungs- und Entschlackungskur schrittweise ein.** Nehmen Sie am ersten Tag einen grünen Smoothie zum Frühstück und mittags und abends eine leichte, gesunde Mahlzeit zu sich (ein großer Salat). Vermeiden Sie jedoch Zucker, Fleisch, Milchprodukte usw. Am zweiten Tag trinken Sie morgens und mittags grüne Smoothies; abends dürfen Sie dann eine leichte gesunde Mahlzeit essen, beispielsweise Salat. Am dritten Tag sollten Sie gerüstet sein, sämtliche Mahlzeiten durch grüne Smoothies zu ersetzen. Wenn nicht, wechseln Sie für den Rest der Zeit zur modifizierten Variante des Entgiftungs- und Entschlackungsprozesses über.

6. Kapitel

Gewichtsreduktion nach der zehntägigen Entgiftungs- und Entschlackungskur

Herzlichen Glückwunsch! Sie haben es geschafft, die Kontrolle über Ihre Gesundheit zu übernehmen, indem Sie achtsam mit Ihrem Körper umgehen und ihm geben, was er braucht, um schlank, gesund und energiegeladen zu sein. Sie können nun den Lohn der Mühen ernten und auch weiterhin ein Leben genießen, das von optimalem Wohlbefinden und innerer Zufriedenheit geprägt ist. Nehmen Sie sich stets die Zeit für ein ganzheitliches gedeihliches Wachstum, das Geist und Seele einschließt, indem Sie Ihrem Körper die Ruhe und Entspannung ermöglichen, die er benötigt, um kraftvoll und in Topform zu bleiben. Sie haben sich ein kostbares Geschenk gemacht: optimale Gesundheit und Wohlbefinden.

Beendigung der Entgiftungs- und Entschlackungskur

Kehren Sie nach der Entgiftungs- und Entschlackungskur nicht sofort zur Vollkost zurück!

Sie haben eine Weile auf Ihre gewohnte Nahrung verzichtet und den Körper entschlackt und entgiftet; deshalb müssen Sie ihn schrittweise wieder an eine Vollkost heranführen. Sie sind möglicherweise geneigt, viel oder ständig zu essen, doch das kann dem Organismus schaden. Lassen Sie sich mindestens drei Tage Zeit für die Wiedereinführung der Vollkost. Salate sind gut für den Anfang. Bereiten Sie leckere Dressings zu, als kleine Gaumenfreude. Trinken Sie weiterhin Smoothies und horchen Sie in sich hinein: Ihr Körper wird Ihnen sagen, welche Nahrung ihm guttut.

An den ersten beiden Tagen nach der Entgiftungs- und Entschlackungskur sollten Sie morgens einen grünen Smoothie und mittags und abends einen Salat oder gedünstetes Gemüse zu sich nehmen. Es ist wichtig, leichte Mahlzeiten zu essen. Wenn Sie zu schnell zur Vollkost zurückkehren, können Völlegefühl und Übelkeit auftreten. Ich spreche aus eigener leidvoller Erfahrung – ich kam mir vor wie aufgebläht! Ekelhaft!

Am dritten Tag sollten Sie einen grünen Smoothie zum Frühstück und zum Mittag- und Abendessen jeweils eine leichte Mahlzeit auf Ihren Speiseplan setzen (Salat und mageres, gesundes Fleisch wie Hühnchen oder Fisch). Am vierten Tag können Sie dann problemlos zur Vollkost übergehen, aber die Mahlzeiten sollten leicht und gesund sein. Noch machen sich keine Heißhungerattacken bemerkbar, also dürfte Ihnen die Umstellung leicht fallen. Gewöhnen Sie sich an, den Tag mit einem grünen Smoothie zu beginnen, um Ihr Gewicht zu halten oder weiter zu reduzieren.

Schon ein einziger grüner Smoothie am Tag als Ersatz für eine volle Mahlzeit bewirkt, dass Sie auf dem besten Weg sind, dauerhaft abzunehmen und Ihre Gesundheit zu verbessern. Der Stoffwechsel wird dadurch revitalisiert und verleiht Ihnen mehr Energie.

Sie verdienen es, glücklich, gesund und topfit zu sein! Lassen Sie die Vergangenheit ruhen und mit ihr die negativen Essgewohnheiten. Richten Sie den Blick in die Zukunft, schauen Sie nach vorne und treffen Sie Ernährungsentscheidungen, die Ihnen innerlich ein gutes Gefühl verleihen.

Gewichtsreduktion nach der Entgiftungs- und Entschlackungskur

Ein durchschnittlicher Gewichtsverlust von einem halben bis einem Kilo pro Woche ist gesundheitlich vollwertig. Durch den Entgiftungs- und Entschlackungsprozess bringen Sie jetzt ohnehin fünf bis sieben Kilo weniger auf die Waage, was zum Weitermachen anspornt!

Um weiterhin rund ein Kilo pro Woche abzunehmen, sollten Sie zwei grüne Smoothies und eine vollwertige, proteinreiche Mahlzeit am Tag zu sich nehmen. Um weiterhin ein halbes Kilo pro Woche abzunehmen, sollten Sie einen grünen Smoothie und zwei vollwertige, proteinreiche Mahlzeiten am Tag zu sich nehmen. Im Anhang finden Sie entsprechende Rezepte.

»Vollwertig« bedeutet, dass es sich um natürliche, unbearbeitete oder Bio-Lebensmittel (aus ökologischem Anbau) handelt, die der Körper gut verdauen und für die Energiegewinnung nutzen kann, ohne mit exzessiven Abfall- oder Giftstoffen überlastet zu werden. »Vollwertige« Nahrungsmittel enthalten magere Proteine, Energie spendende Kohlehydrate und gesunde Fette.

Warum sollte jede Mahlzeit Protein enthalten? Protein wirkt einer Überreaktion des Körpers auf Kohlehydrate entgegen, die Blutzuckerspitzen und den Aufbau von Fettdepots verursacht. Protein sättigt länger und verhindert folglich, dass man zu viel isst oder unter Heißhungerattacken leidet. Protein trägt außerdem zum Aufbau und Erhalt von Muskelmasse bei, und Muskeln verbrennen auf natürliche Weise mehr Kalorien als Fett.

Folgende Mahlzeiten sind beispielsweise vollwertig und proteinreich:

1. Gegrillter Lachs mit Gartensalat
2. Mageres Steak mit Süßkartoffeln und Gemüse
3. Gegrillter Lachs mit Quinoa und Gemüse
4. Thunfisch auf Gartensalat
5. Caesar Salad mit Hühnchen oder magerem Steak
6. Gegrillter Heilbutt mit rührgebratenem Gemüse
7. Gebackenes Hühnchen mit gebackener Süßkartoffel und gedünstetem Gemüse
8. Hühnchen mit braunem Reis (kurz in der Pfanne angebraten oder im Wok zubereitet)
9. Mageres Sirloin-Steak mit Limabohnen
10. Puten-Chili

Eine Erweiterung der vollumfänglichen Entgiftungs- und Entschlackungs-kur auf mehr als zwei Wochen hintereinander ist nicht zu empfehlen. Nach der Kur sollten Sie Ihrem Körper unbedingt eine Verschnaufpause gönnen. Durch den Wechsel der Nahrungsmittel, die Sie jede Woche zu sich neh-men, halten Sie außerdem Ihren Stoffwechsel in Schwung. Sollten Sie sich dennoch für eine Verlängerung entscheiden, sollten Sie mehr Protein in Ihre Kost einfügen und darauf achten, dass Sie jede Woche andere grüne Blatt-gemüse wählen!

Eine Kost, die aus zwei Smoothies und einer proteinreichen Mahlzeit am Tag besteht, ist sehr gesund und kann lebenslang beibehalten werden. Und klammern Sie sich nicht starr an Ihr Smoothie-Ritual, sonst wird es bald monoton und langweilig. Falls Sie an manchen Tagen Lust auf ein herzhaf-tes Frühstück haben, ersetzen Sie Mittag- und Abendessen einfach durch Smoothies. Sorgen Sie für Abwechslung!

Bewegung ist unabdingbar, selbst wenn Sie kein Fitnesscenter besu-chen. Steigen Sie Treppen, statt den Fahrstuhl zu nehmen, gehen Sie zu Fuß zum Essen, parken Sie möglichst weit vom Supermarkt oder Einkaufszent-rum entfernt und legen sie den restlichen Weg zu Fuß zurück usw. Bewe-gung ist für das allgemeine Wohlbefinden unerlässlich und würde uns al-len guttun! Wenn Sie körperlich aktiver werden, unterstützen Sie sowohl die Gewichtsreduktion als auch Ihre Gesundheit. Und Bewegung bedeutet nicht zwangsläufig, dass Sie im Fitnesscenter trainieren müssen.

Wenn das Gewicht stagniert

Wenn sich Ihr Gewicht einpendelt und ein Stillstand eintritt (wenn Sie zwei Wochen lang nicht weiter abgenommen haben), lässt sich Abhilfe schaffen: Überprüfen Sie Ihren Hormonhaushalt. Wenn hartnäckiges Körperfett nicht auf die gesunde Kost reagiert, sind wahrscheinlich die Hormone schuld da-ran. In meinem Buch *Lose Weight Without Dieting or Working Out* gibt es zwei Kapitel, die sich mit dem Ausgleich von hormonellen Unausgewogenheiten und den Möglichkeiten befassen, die Gewichtszunahme während der Perimenopause (tritt ein oder zwei Jahre vor und nach dem eigentlichen Klimakterium ein) und der Menopause zu stoppen. Dort werden die sechs Hormone beschrieben, die durch eine Verlangsamung des Stoffwechsels eine Gewichtszunahme bewirken und den Körper am Abnehmen hindern.

Es ist wichtig, die Rolle der Hormone beim Zu- und Abnehmen zu verstehen. Einige Hormone signalisieren, dass wir hungrig sind, andere vermitteln uns ein Sättigungsgefühl; manche schreiben dem Körper vor, wie er die aufgenommene Nahrung zu verwerten hat, ob er sie als Brennstoff für die Energiegewinnung nutzen oder als Fett speichern soll, was eine Gewichtszunahme verursacht. Hormone sind für die Verstoffwechselung von Fett zuständig. Mit der Kontrolle über Ihre Hormone gewinnen Sie die Kontrolle über Ihr Gewicht.

Hormone haben Einfluss darauf, wie Sie sich fühlen und aussehen, aber vor allem, ob Sie Ihr Gewicht halten und gesund bleiben. Wenn der Hormonhaushalt ausgewogen ist, sind Gesundheit, Schönheit und Vitalität gewährleistet. Befindet er sich im Ungleichgewicht, leiden Sie unter Stimmungsschwankungen, Heißhunger auf ungesunde Nahrung, Trägheit und Antriebslosigkeit. Hormone sind für die Gewichtsreduktion von entscheidender Bedeutung, und sie auszugleichen trägt dazu bei, schlank und gesund zu bleiben.

Tipps zur Gewichtsreduktion auf gesunde, natürliche Weise

Essen Sie täglich eine große Portion Salat. Bereiten Sie ihn aus dunklen grünen Blattgemüsen und vielen bunten Gemüsesorten zu, und das jeden Tag!

Trinken Sie täglich mindestens einen grünen Smoothie. Smoothie plus Salat führen Ihrem Körper zahlreiche Nährstoffe zu und mindern den Heißhunger auf ungesunde Kost. Sie können Protein, Leinsamen, Spirulina, Kokosöl und Bienenpollen zufügen, als zusätzliche Vitalstoffbombe.

Wählen sie nährstoffreiche Nahrung statt »leerer« Kalorien. Nehmen Sie Mahlzeiten zu sich, die reich an Vitaminen, Mineralstoffen, Phytonährstoffen, Ballaststoffen und Omega-3-Fettsäuren sind. Junkfood enthält nur »leere« Kalorien ohne wichtige Nährstoffe. Kalorien sollten aber Nährstoffe liefern, die Sie dabei unterstützen, Ihre Gesundheit zu verbessern und dauerhaft ein angemessenes Gewicht zu halten.

Nehmen Sie mit jeder Mahlzeit Proteine zu sich. Kaufen Sie proteinreiche Lebensmittel, bevor sie zu kohlehydrat- oder fettlastigen greifen. Sie können Protein auch pur zu sich nehmen. Proteinreiche Lebensmittel lösen keine Blutzuckerspitzen aus, deshalb sind sie wichtig für eine vollwertige, ausgewogene Ernährung. Kohlehydrathaltige Lebensmittel sollten immer Proteine enthalten. Eine Faustregel lautet: Der Proteinanteil sollte sich etwa auf die Hälfte des Kohlehydratanteils belaufen. Beispielsweise sollte eine Mahlzeit mit 30 Gramm Kohlehydraten 15 Gramm Protein enthalten, um Blutzuckerspitzen vorzubeugen, die zum Aufbau von Fettdepots im Körper führen.

Vermeiden Sie Zucker, Salz und Transfette. Das sind die drei vorrangigen Ingredienzien, die eine Gewichtszunahme verursachen. Versuchen Sie, diese unbedingt zu vermeiden. Sie besitzen keinerlei Nährwert und sind schlecht für Ihre Gesundheit. Salz trägt zu Völlegefühl, Schwellungen und Wassereinlagerungen im Körper bei. Das einzig Gute an den Transfetten ist, dass die Lebensmittelüberwachungsbehörden ein Auge darauf haben und die Lebensmittelhersteller sie mit dem Hinweis »gehärtet« deklarieren müssen.

Beschränken Sie den Verzehr von rotem Fleisch auf zwei bis drei Mal pro Woche. Rotes Fleisch ist reich an gesättigten Fettsäuren, deshalb sollte es nicht häufiger als zwei oder drei Mal in der Woche auf dem Speiseplan stehen. Nehmen Sie stattdessen mehr Protein in Form von Fisch, Geflügel, Gemüse und pflanzlicher Kost zu sich, z.B. braunen Reis, Bohnen und Nüsse, die gesundheitszuträgliche essenzielle Fettsäuren enthalten.

Nehmen Sie täglich mindestens 30 Gramm Ballaststoffe zu sich. Zahlreiche Studien belegen, dass eine ballaststoffreiche Kost die Gewichtsreduktion unterstützt und Herzerkrankungen, Schlaganfall und bestimmten Krebsarten vorbeugt.

Essen Sie täglich vier bis fünf Mal eine kleine Mahlzeit. Sie nehmen schneller ab, wenn sie im Verlauf des Tages vier bis fünf kleine Mahlzeiten statt drei große zu sich nehmen. Versuchen Sie, drei Mahlzeiten und zwei gesunde Snacks so auf den Tag zu verteilen, dass Sie alle drei bis vier Stunden etwas essen. Damit regen Sie den Stoffwechsel kurzfristig an; je häufiger Sie dem Körper Nahrung zuführen, desto stärker beschleunigen Sie Aufnahme, Transport und Umsetzung der Stoffe. Wenn Sie alle zwei bis drei Stunden essen, können Sie Muskeln aufbauen und Fett abbauen.

Kaufen Sie so oft wie möglich Bio-Produkte. Kaufen Sie Bio-Produkte ohne chemische Konservierungsmittel, Lebensmittelzusätze, Hormone, Pestizide und Antibiotika. Frische Nahrungsmittel aus ökologisch kontrolliertem Anbau enthalten weniger Toxine als industriell verarbeitete, abgepackte/tiefgefrorene und hinterlassen weniger Rückstände und Abfallstoffe im Körper.

Trinken Sie mehr reines Wasser. Wasser wirkt bei der Entgiftung des Körpers wahre Wunder. Sie sollten jedoch kein Wasser zu den Mahlzeiten trinken. Damit verwässern Sie buchstäblich die Verdauungssäfte und beeinträchtigen den Verdauungsprozess. Verzichten Sie darauf, eine halbe Stunde vor und zwei Stunden nach einer Mahlzeit etwas zu trinken. Sie werden staunen, wie viel Energie Sie dadurch gewinnen. Manchmal tarnt sich der Durst als Hunger. Wenn Sie Wasser trinken, besteht die Chance, dass das Hungergefühl vergeht.

Trinken Sie Grüntee. Versuchen Sie, von Kaffee auf Grüntee umzusteigen, idealerweise auf eine Marke ohne Koffein. Grüntee trägt in besonderem Maße dazu bei, Körperfett und Gewicht zu reduzieren, regt die Verdauung an und beugt Bluthochdruck vor. Grüntee hat noch weitere vielfältige Gesundheitsvorteile, aber vor allem unterstützt er den Körper dabei, Fett schneller und effektiver zu verbrennen. Grüner Tee ist besser als schwarzer Tee oder Kaffee, weil das darin enthaltene Koffein auf andere Weise wirkt. Grüntee hat eine bessere Nutzung der körpereigenen Energie zur Folge, wodurch die Vitalität und Kondition verbessert werden, und das ohne den Achterbahneffekt, der typischerweise mit Koffein einhergeht. Das ist auf den hohen Tanningehalt im Grüntee zurückzuführen, der gewährleistet, dass das Koffein nur in kleinen Mengen ins Gehirn gelangt und die Energien im Körper harmonisiert werden.

Bleiben Sie standhaft, wenn sich der emotionale Hunger zu Wort meldet. Sie müssen lernen, zwischen physischem und emotionalem Hunger zu unterscheiden. Wenn Sie das Bedürfnis haben zu essen, aber seit der letzten Mahlzeit höchstens zwei Stunden vergangen sind, halten Sie vermutlich nur nach einem Stimmungsaufheller Ausschau. Überlegen Sie, womit Sie sich mindestens eine Stunde lang intensiv beschäftigen könnten. Stellen Sie den Wecker und trinken Sie ein großes Glas Wasser. Halten Sie sich vor Augen, dass Sie in einer Stunde etwas zu essen bekommen. Das beruhigt. Suchen Sie sich eine Aufgabe, die Sie bis dahin ablenkt und befriedigt.

Die besten und schlechtesten Nahrungsmittel, wenn Sie abnehmen möchten

Die nachfolgende Tabelle zeigt, welche Nahrungsmittel Sie essen dürfen und welche Sie vermeiden sollten, um Ihr Wunschgewicht zu erreichen. Wenn Sie die Gewichtsreduktion beschleunigen wollen, konzentrieren Sie sich vor allem auf die guten Lebensmittel in der linken Spalte.

ART	GUT (unterstützen Gewichtsreduktion)	SCHLECHT (verursachen Gewichtszunahme)
Fisch/Fleisch	• Austern • Barsch • Calamari • Forelle • Garnelen • Heilbutt • Hering • Hühnchen ohne Haut • Hummer • Jakobsmuscheln • Kabeljau • Krebsfleisch • Putenbrust • Putenspeck • Sardinen • Scholle • Seewolf • Seezunge • Stubenküken • Thunfisch • Tilapia • Venusmuscheln • Wels • Wildlachs	Fleisch mit hohem Fettanteil wie: • Hochrippe • Hot Dogs • Pfeffersalami • Porterhouse Steak • Salami • Würstchen • Schinkenspeck • Trockenfleisch

ART	GUT (unterstützen Gewichtsreduktion)	SCHLECHT (verursachen Gewichtszunahme)
Gemüse	Alle dunkelgrünen Blattgemüse • Avocados • Blattkohl • Blumenkohl • Brokkoli • Erbsen • Grüne Bohnen • Grünkohl • Karotten • Knoblauch • Kohl • Kopfsalat • Kürbis • Oliven • Peperoni • Petersilie • Pilze • Rettich • Rosenkohl • Salatgurken • Sellerie • Spargel • Spinat • Süßkartoffeln • Tomaten • Yamswurzel • Zucchini • Zwiebeln	Alle Gemüsesorten sind gut für Sie: Wenn Sie abnehmen wollen, sollten Sie jedoch auf weiße Kartoffeln, rote Kartoffeln, Mais und Kochbananen verzichten

ART	GUT (unterstützen Gewichtsreduktion)	SCHLECHT (verursachen Gewichtszunahme)
Obst	Im Allgemeinen sind alle Obstsorten gut für Sie. Wenn Sie jedoch abnehmen wollen (oder Diabetiker/-in sind), wählen Sie am besten Früchte mit geringem Zuckergehalt, z. B. • Blaubeeren • Brombeeren • Cranberries • Erdbeeren • Grapefruit • Himbeeren • Limetten • Passionsfrucht • Zitronen	• Dosenfrüchte • Trockenobst • Fruchtsnacks
Getreideprodukte (Brot, Pasta, Reis)	• Brauner Rei • Buchweizen • Bulgur • Gerste • Hafer (Stahlschnitthafer) • Kokosmehl • Quinoa • Wildreis	• Bagels • Donuts (Kuchen und Gebäck) • Teigwaren (aus weißem Mehl) • Weißbrot • Weißer Reis • Weißes Mehl
Bohnen/ Hülsenfrüchte	• Butterbohnen • Erbsen • Favabohnen • Felderbsen/Kichererbsen • Grüne Bohnen • Kidneybohnen • Limabohnen • Linsen • Pintobohnen • Schwarzaugenbohnen • Schwarze Bohnen • Weiße Bohnen	• Bohnenmus • Getrocknete Bohnen

ART	GUT (unterstützen Gewichtsreduktion)	SCHLECHT (verursachen Gewichtszunahme)
Molkereiprodukte	• Eier • Eiweiß • Hafermilch • Hanfmilch • Kokosmilch • Mandelmilch • Reismilch • Vegane Butter • Ziegenmilch	Hüttenkäse (körnig) Eipulver Frischkäse Hüttenkäse Käse Kondensmilch Milchpulver Sauerrahm Vollfett-Kuhmilch Joghurt mit Fruchtzusatz
Nüsse und Kerne	Unbehandelte und unge-salzene Nüsse und Kerne oder alternativ geröstete und ungesalzene Nüsse und Kerne: • Cashewnüsse • Erdnüsse • Haselnüsse • Macadamianüsse • Mandeln • Paranüsse • Pekannüsse • Pistazien • Walnüsse • Zedernüsse Kerne: • Chia-Samen • Hanfsamen • Kürbiskerne • Leinsamen • Sesamsaat • Sonnenblumenkerne	Nüsse und Kerne mit Zuckerüberzug

ART	GUT (unterstützen Gewichtsreduktion)	SCHLECHT (verursachen Gewichtszunahme)
Öle	• Avocadoöl • Fischöl • Kokosöl • Leinsamenöl • Natives Olivenöl extra • Sesamöl	• Gehärtete Fette (Transfette) • Hühnerfett • Margarine • Pflanzenöl • Schinkenspeckfett
Süßmittel	Aufgelistet nach den besten Produkten für die Gewichtsreduktion: Stevia, Monk Fruit, Xylitol, Agavendicksaft, naturbelassener Honig, Kokoszucker, Zuckeralkohole	• Weißer Zucker • Fructosereicher Maissirup • Brauner Reissirup • Brauner Zucker • Traubenzucker • Fruchtsaftkonzentrat • Rohzucker
Gewürze & Würzmittel	• Apfelessig • Cayennepfeffer • Chilischoten • Ingwer • Kardamom • Knoblauch • Koriander • Kurkuma • Muskatnuss • Oregano • Petersilie • Rosmarin • Safran • Salbei • Schwarzer Pfeffer • Tamari • Thymian • Zimt • Zwiebeln	• Ketchup • Mayonnaise • Mononatriumglutamat • Speisesalz • Worcestersoße

ART	GUT (unterstützen Gewichtsreduktion)	SCHLECHT (verursachen Gewichtszunahme)
Snacks	• Frisches Obst & Gemüse • Hart gekochte Eier • Joghurt ohne Zusatz • Nüsse und Kerne • Popcorn (leicht gesalzen) • Studentenfutter • Ungesüßte Erdnuss-/ Cashew-/Mandelbutter • Ungesüßte Schokolade aus biologischem Anbau	• Donuts/Gebäck • Kartoffelchips • Kekse • Kuchen • Mais-Chips • Pies • Speiseeis • Süßigkeiten
Getränke	• Alkalisches Wasser • Destilliertes oder Quellwasser • Frisch gepresste Säfte • Grüner Tee • Kokoswasser • Pfefferminztee/andere Kräutertees • Schwarzer Tee	• Bier • Fitness-Getränke • Limonade • Im Handel erhältliche Fruchtsäfte • Mixgetränke
Zubereitungs-methoden	• Backen • Braten • Dampfgaren • Garen im Schnellkochtop • Grillen/Überbacken • Poschieren • Rührbraten • Sautieren	• Anbrennen, Schwärzen oder Verkohlen • Braten mit viel Fett • Frittieren • Holzkohlegrill

Superfood-Zusätze für Smoothies

Diese Vitalstoffbomben können den Anteil an Ballaststoffen, Vitaminen, Mineralstoffen und anderen Nährstoffen in Ihren Smoothies erhöhen. Sie können sie auch nach der zehntägigen Entgiftungs- und Entschlackungskur zufügen, wenn die grünen Smoothies ein fester Bestandteil Ihres Alltags geworden sind.

- Acai-Beeren: Kraftpakete, randvoll mit Antioxidantien, die den Alterungsprozess verlangsamen
- Aloe Vera: entzündungshemmend, antibakteriell und antimykotisch
- Avocado: angefüllt mit gesunden Fetten
- Bienenpollen: erhöhen Energie und Ausdauer
- Bierhefe: Lieferant von Vitamin B12
- Cayennepfeffer: verbessert die Durchblutung, weitet die Arterien
- Chia-Samen: sättigt und unterstützt die Gewichtsreduktion
- Gojibeeren: hoher Gehalt an Antioxidantien, die den Alterungsprozess verzögern
- Granatapfelsaft: senkt die Cholesterinwerte und wirkt sich positiv auf Herzkranzgefäße aus
- Ingwer: wirkt entzündungshemmend und stärkt das Verdauungssystem
- Joghurt oder Kefir: unterstützt die Verdauung und bekämpft bakterielle Infektionen
- Kokosöl: Fett verbrennende Kraftnahrung, wirkt antiviral und antibakteriell
- Leinsamenöl: stärkt das Immunsystem und wirkt entzündungshemmend
- Macawurzel: erhöht den Energiespiegel und verbessert den Hormonhaushalt
- Rohschokolade: reich an Antioxidantien, die den Alterungsprozess verzögern

- Sprossen: liefern zahlreiche Enzyme und reichern den Körper mit Sauerstoff an
- Weizengrassaft (frisch oder in Pulverform): alkalisiert die Zellen und erhöht den Energiespiegel
- Weizenkeime (roh): lindern PMS/Menopause-Symptome und sorgen für gesunde Haut und Haare

Bitte denken Sie daran: Die zehntägige Entgiftungs- und Entschlackungskur mit grünen Smoothies ist *keine* Diät! Stellen Sie sich auf eine langfristige Umstellungsphase ein, rechnen Sie mit Gewichtsschwankungen und bereiten Sie sich auch mental auf die Reise vor. Ein durchschnittlicher Gewichtsverlust von einem halben bis einem Kilo pro Woche ist gesund. Wenn Sie 15 Kilo abnehmen wollen, brauchen Sie dazu vermutlich fünfzehn Wochen; also gehen Sie von rund vier Monaten aus! Aber: Sie *werden* Ihr Ziel erreichen! Richten Sie Ihr Augenmerk auf Ihre *Gesundheit*. Gewicht verlieren Sie dann von allein!

7. Kapitel

Fünf Entgiftungsmethoden, die den Detox-Prozess unterstützen

E s gibt verschiedene Methoden, den Körper zu entgiften und Toxine auszuleiten. (Ich habe in meinem Buch *Lose Weight Without Dieting or Working Out* zwölf beschrieben, mit denen man abnehmen und die allgemeine Gesundheit verbessern kann.)

Jede toxische Überlastung ist andersgeartet; hier kommen viele Einflussfaktoren ins Spiel, z.B. Gesundheitszustand, Gewicht, Stoffwechsel, Alter und genetische Faktoren. Wenn Sie den Entgiftungs- und Entschlackungsprozess zusätzlich unterstützen wollen, können Sie während oder nach der Kur folgende Maßnahmen durchführen:

1. Darmreinigung
2. Leberreinigung
3. Sauna
4. Bürstenmassage
5. Entgiftendes Fußbad/Detox-Fußpflaster

Darmreinigung

Die Darmreinigung, auch Colon-Hydro-Therapie genannt, leitet Schlacken und verfestigte Fäkalstoffe aus dem Dickdarm aus. Das erste moderne Darmreinigungsgerät wurde vor etwa hundert Jahren erfunden. Heute werden professionelle Darmreinigungen von Darmhygienikern oder Darmtherapeuten durchgeführt.

Eine Darmreinigung funktioniert ähnlich wie ein Einlauf, jedoch mit wesentlich mehr Wasser und weniger Geruch oder Unannehmlichkeiten. Man liegt auf einem Tisch, während eine Maschine oder eine durch Schwerkraft angetriebene Pumpe nach und nach bis zu 90 Liter Wasser durch einen dünnen Schlauch in den Mastdarm einbringt. Der Therapeut kann mit unterschiedlichem Wasserdruck und Wassertemperaturen arbeiten. Sobald sich das Wasser im Darm befindet, wird der Bauch massiert. Danach werden Flüssigkeit und Abfallprodukte durch einen anderen Schlauch ausgeschwemmt. Manchmal wird der Prozess wiederholt. Eine Behandlung kann bis zu einer Stunde dauern.

Der Dickdarm wiegt im Durchschnitt ca. 1800 g, aber bei einer Darmreinigung ist es keineswegs ungewöhnlich, dass 4,5 bis 9 Kilo stagnierende Fäkalstoffe ausgespült werden. Im Dickdarm sammeln sich zahlreiche Stoffwechselendprodukte an, die zu einer toxischen Überlastung des Körpers führen, wenn sie nicht ausgeschieden werden, sondern sich verhärten. Bei vielen Leuten mit »Kugelbauch« haben sich mehrere Kilo verhärtete Fäkalstoffe im Darm festgesetzt. Der Darmreinigungsprozess kann eine sofortige Gewichtsreduktion mit sich bringen.

Es ist ein weitverbreiteter Irrglaube, dass bei einer Darmreinigung nicht nur die schädlichen, sondern auch die nützlichen Bakterien verloren gehen. Die nützlichen Bakterien, die sogenannten Probiotika, werden innerhalb von vierundzwanzig Stunden ersetzt, es sei denn, jemand ist extrem ungesund oder schwach. Nach einer Darmreinigung sollte man dennoch immer ein probiotisches Nahrungsergänzungsmittel nehmen, um die nützlichen Bakterien wieder aufzustocken. Darmreinigungstherapeuten geben Ihnen am Ende der Behandlung meistens ein entsprechendes Produkt mit.

Falls Sie sich eingehender mit einer professionellen Darmreinigung befassen und sie in Ihren Entgiftungsprozess einbeziehen möchten, sollte sie mindestens ein Mal pro Woche, bis zu sechs Wochen lang, durchgeführt werden. Sie löst Toxine im Körper, und wenn diese nicht schnell genug ausgeleitet werden, können sie unangenehme Entgiftungssymptome verursachen. Ob eine Darmreinigung empfehlenswert ist, hängt auch von der Häufigkeit der

Darmentleerung ab. Wenn Ihr Körper durch einen täglichen normal aussehenden Stuhlgang signalisiert, dass er die Ausleitung der Schadstoffe und Stoffwechselendprodukte gut im Griff hat (ein oder zwei Mal am Tag), brauchen Sie vermutlich keine Darmreinigung. Wenn der Stuhlgang nicht täglich erfolgt, können Sie die Verdauung damit anregen.

Eine Darmreinigung durch einen Hydrotherapeuten mit fundierter Ausbildung birgt keine Gesundheitsrisiken. Sie müssen sich keine Sorgen wegen einer möglichen Verletzung des Darms machen, wenn die Darmsanierung von einem Experten mit einem hochwertigen Gerät durchgeführt wird.

Überprüfen Sie Ihren Stuhlgang, um Ihren allgemeinen Gesundheitszustand einzuschätzen

Mit dieser einfachen Methode können Sie Ihren allgemeinen Gesundheitszustand einschätzen. Ein schwarz oder rötlich gefärbter Stuhlgang deutet auf potenzielle Gesundheitsprobleme hin. Dünner Stuhlgang zeigt an, dass Sie eine ballaststoffreichere Kost benötigen oder irgendeine Unausgewogenheit im Verdauungstrakt vorliegt. Chronische Verstopfung oder steinharter Stuhl deuten darauf hin, dass Ihre Leber überfordert ist. Machen sich diese Symptome über einen längeren Zeitraum bemerkbar, sollten Sie einen Arzt aufsuchen.

Der Stuhlgang gibt Aufschluss darüber, was im Körper vor sich geht. Ein gesunder Stuhlgang sollte:

- Zwei bis drei Mal täglich erfolgen, aber keinesfalls seltener als ein Mal am Tag.
- Keinen starken, fauligen Geruch haben.
- Eine mittelbraune Farbe, die Form einer Banane und die Dicke einer Wurst haben.
- Schwimmen und nicht sofort auf den Grund der Toilette sinken.

Leberreinigung

Ein weiteres Geheimnis der dauerhaften Gewichtsreduktion besteht darin, dafür zu sorgen, dass die Gesundheit und Leistungsfähigkeit der Leber erhalten bleibt. Die Leber (ein Fett verbrennendes Organ) gilt als Geheimwaffe, wenn Sie abnehmen wollen. Sie hat die Aufgabe, die Toxine im Körper aufzuspalten, zu eliminieren und zu neutralisieren sowie Fett abzubauen. Deshalb ist es wichtig, die Leber zu reinigen, um die Entgiftungsfähigkeit des Organismus zu verbessern und ihn bei der Verstoffwechselung und Fettverbrennung zu unterstützen.

Wenn die Leber einwandfrei funktioniert, nimmt man leichter ab. Sie muss Spitzenleistungen erbringen, um die Giftstoffe auszuscheiden, die dem Aufbau von Fettzellen im Körper Vorschub leisten. Die Ansammlung von Körperfett, vor allem um die Taille und Leibesmitte (d. h. Bauchfett), deutet darauf hin, dass die Leber nicht richtig oder effektiv genug arbeitet. Um überschüssiges Gewicht zu verlieren, muss die Leber entgiftet und gereinigt werden, was sowohl zu einer schmaleren Taille als auch zu einer insgesamt schmaleren Körpersilhouette führt.

Die Leberentgiftung lässt sich problemlos zu Hause mit Nahrungsergänzungsmitteln oder Heilkräutern durchführen, beispielsweise Mariendistel, Löwenzahnwurzel und Klette. Diese Kräuter sind naturrein und sehr wirkungsvoll. Viele im Handel erhältliche Nahrungsergänzungsmittel enthalten eine entsprechende Kräutermischung und gewährleisten so bestmögliche Ergebnisse. Wenn Sie nach Produkten für die Leberentgiftung Ausschau halten, sollten Sie darauf achten, dass sie naturrein sind und eine sanfte Wirkung auf den Körper haben.

Eine zusätzliche, preiswerte Leberreinigungsoption ist Apfelessig, den Sie morgens und abends trinken. Verdünnen Sie dafür einen oder zwei Esslöffel Apfelessig mit ca. 250 ml Wasser. Führen Sie die Kur zwei bis drei Wochen durch oder so lange, bis sich die Symptome, die auf eine träge Leberfunktion hinweisen, gebessert haben.

Die Leberreinigung kann eine positive, revitalisierende Erfahrung sein, die zahlreiche Gesundheitsvorteile bietet. Arbeitet die Leber auf Hochtouren, unterstützen Sie den Entgiftungsprozess des Körpers, erhöhen sein Fettverbrennungspotenzial und erzielen optimale Gesundheit und Wohlbefinden.

Sauna

Die Haut ist das größte Ausscheidungsorgan des Körpers und die Sauna trägt dazu bei, Toxine über den Schweiß auszuleiten. Ich liebe die Dampfsauna, weil sie nicht nur der Gesundheit, sondern auch der Schönheit dient. Man schlägt zwei Fliegen mit einer Klappe. Man befreit sich von Giftstoffen, verbrennt Kalorien und hat hinterher eine strahlend schöne Haut. Eine Besucherin meiner Teleseminare stellte nach dem Besuch der Dampfsauna fest, dass sich ihre Akne besserte; hier werden die Toxine durch den Schweiß ausgeschwemmt statt über die Haut ausgeleitet, was Akne und andere Hautausschläge verursachen kann.

Der Gesundheitszustand eines Menschen lässt sich oft an der Haut ablesen. Eine klare, strahlend schöne Haut deutet darauf hin, dass jemand rundum gesund ist. Ausschlag, Schwellungen oder trockene Haut können Anzeichen für Gesundheitsprobleme sein. Experten sind der Meinung, dass ein Saunagang wirksamer als alles andere ist, um die Haut zu reinigen, zu entgiften und zu »revitalisieren«. Deshalb bin ich ein Sauna-Fan.

Vorteile der Sauna

- **Gewichtsreduktion.** In der Sauna können Sie 300 bis 500 Kalorien innerhalb von fünfzehn bis zwanzig Minuten verbrennen, ähnlich wie bei einem flotten ein- bis zweistündigen Spaziergang oder einer Stunde Fitnesstraining. Saunagänge wirken sich positiv auf den Stoffwechsel aus, erhöhen Geschwindigkeit und Intensität, was wiederum einen Gewichtsverlust zur Folge hat.

- **Abbau von Toxinen.** Der Dampf in einer Dampfsauna öffnet die Poren und ermöglicht der Haut, Giftstoffe, die Krankheiten verursachen können, mit dem Schweiß auszuschwemmen. Durch Schweißbildung befreit sich der Körper von Schadstoffen und Verunreinigungen.
- **Prävention von Erkrankungen.** Die Hitze in der Dampfsauna erhöht die Körpertemperatur, was dazu beitragen kann, Viren, Bakterien, Pilze oder Parasiten im Körper abzutöten.
- **Verbesserung des Hautbilds.** Der Dampf hydriert und befeuchtet die Haut; die Dampfsauna ist daher für Menschen mit trockener Haut besonders geeignet.
- **Stärkung des Immunsystems.** Die hohen Temperaturen in einer Dampfsauna verursachen eine Art künstlich erzeugtes Fieber, ein »Weckruf« für das Immunsystem, das umgehend die Anzahl der weißen Blutkörperchen erhöht.
- **Muskelentspannung.** Die Hitze des Dampfs wärmt und entspannt verhärtete Muskeln. Die Entspannung trägt zu Stressabbau, mentaler Klarheit und einer allgemeinen Verbesserung der Gesundheit auf physischer und emotionaler Ebene bei.

In einer Dampfsauna hält man sich fünfzehn bis zwanzig Minuten in der feuchten Hitze auf. Im Anschluss duscht man kurz, um die Toxine zu entfernen, die über die Haut ausgeschwemmt wurden; danach fühlt man sich rundum erfrischt.

Eine andere Option ist die Infrarotsauna (oder Infrarotkabine), die mit Wärmestrahlen arbeitet. Die Hitze in einer Infrarotsauna dringt tiefer in die Haut ein, ohne den Kreislauf belastenden oder auslaugenden Effekt einer herkömmlichen Dampfsauna. Die Infrarotsauna führt zur Absonderung der doppelten oder dreifachen Schweißmenge und gilt aufgrund der niedrigeren Temperaturen (40 bis 50 Grad) als sichere Alternative für Menschen, die zu Herz-Kreislauf-Problemen neigen. Sie beschleunigt die Ausleitung von Toxinen und chemischen Schadstoffen, die sich im Fettgewebe des Körpers eingelagert und festgesetzt haben. Der Schweiß, der durch Einwirkung tiefgreifender Hitze entsteht, transportiert abgestorbene Hautzellen ab und verbessert Tonus und Elastizität der Haut. Die in einer Infrarotsauna entstehende Hitze ist besonders hilfreich bei Hautproblemen wie Akne, Ekzemen und Cellulite. Ein weiterer Vorteil besteht darin, dass sie als »Fettkiller« gilt. Studien belegen, dass man in der Infrarotsauna binnen einer halben Stunde 600 Kalorien verbrennen kann. Doch ungeachtet dessen, ob Sie Dampf- oder Infrarotsauna bevorzugen, beide wirken dehydrierend, deshalb ist es wichtig, vor und nach dem Saunagang viel zu trinken.

Tipps für das Saunieren:

- Probieren Sie verschiedene Sauna-Arten aus (Dampfsauna, Infrarotkabine, Biodampfbad, klassische finnische Sauna usw.), um zu sehen, welche Ihnen am meisten zusagt.
- Vielleicht möchten Sie sich eine Heimsauna zulegen. Oft ist die Anschaffung unter dem Strich günstiger als ein regelmäßiger Besuch der Saunaeinrichtungen im Schwimmbad oder Wellnesscenter.
- Mit einem oder zwei Saunabesuchen in der Woche erzielen Sie die besten Ergebnisse.
- Sie sollten vor und nach dem Saunagang reichlich trinken. Ich bevorzuge Kokoswasser, weil es hervorragend hydriert.
- Bei Herzproblemen, empfindlicher Haut, Asthma und Schwangerschaft sollten Sie nur nach Rücksprache mit dem Arzt eine Sauna besuchen.

Bürstenmassage

Für die Bürstenmassage (auf trockener Haut) brauchen Sie eine Bürste mit Wildschweinborsten, die man in Drogerie- und Biomärkten kaufen kann. Eine regelmäßige Bürstenmassage entlastet die Leber, weil sie die Ausscheidung der Abfallstoffe im Körper unterstützt. Sie regt das Lymphsystem an, ein nachgeordnetes Kreislaufsystem unter der Haut, das den Körper von toxischen Stoffwechselendprodukten, Bakterien und abgestorbenen Zellen befreit. Durch die Bürstenmassage werden die Toxine gezielt durch den Körper geschleust und ausgeleitet. Wenn Sie den trockenen Körper mit der Bürste von Kopf bis Fuß bearbeiten und sich dabei auf die Lymphdrainage-Regionen konzentrieren, z. B. hinter dem Knie, erhöhen Sie die Wirksamkeit des gesamten Lymphsystems.

Die festen und zugleich sanften Bürstenstriche auf der Haut fördern die Durchblutung, reinigen verstopfte Poren und ermöglichen dem Körper, die Toxine schneller auszuscheiden. Bürstenmassagen entfernen abgestorbene Zellschichten und fördern die Zellerneuerung, wodurch die Haut weicher wird. Während man die Leber als Fett verbrennendes Organ bezeichnen könnte, gilt das Lymphsystem als Fett verarbeitendes System. Die Reinigung von Leber und Lymphsystem ist von zentraler Bedeutung für die Gewichtsreduktion und die Verbesserung des Hautbilds bei Cellulite.

Eine effektive Bürstenmassage wird in entkleidetem Zustand auf trockener Haut durchgeführt, an den Fußsohlen beginnend. Von dort aus bürsten Sie über die Knöchel und Waden, wobei Sie sich auf den Bereich hinter den Knien konzentrieren, mit langen festen Strichen aufwärts in Richtung Herz. Von den Knien geht es weiter über die Oberschenkel, das Gesäß und die Leistenbeuge. Oberschenkel und Po sollten bei Frauen besonders intensiv und kreisförmig gebürstet werden, um Fettdepots zu mobilisieren und Cellulite zu bekämpfen. Im Anschluss kommt der Oberkörper an die Reihe, die Brüste bleiben ausgespart. Zum Abschluss bürsten Sie in langen Strichen von den Handgelenken über die Unter- und Oberarme zu den Schultern. Die Massage sollte nicht mehr als drei bis fünf Minuten in Anspruch nehmen und die Haut rundum beleben. Am besten führen Sie sie morgens vor dem Duschen oder abends vor dem Zubettgehen durch.

Detox-Fußpflaster/Entgiftendes Fußbad

Detox-Fußpflaster bieten eine schnelle und problemlose Möglichkeit, den Körper von Giftstoffen zu befreien. Sie kleben die Pflaster auf die Fußsohlen und lassen sie über Nacht einwirken. Die darin enthaltenen Substanzen sollen die Schad- und Giftstoffe über Nacht ausleiten. Am nächsten Morgen entfernen und entsorgen Sie die Pflaster. Sie helfen bei Beschwerden, Schmerzen, Muskelkater, Gelenkschmerzen, Schwellungen und Blasen.

Beim entgiftenden Fußbad (ionisierendes oder Elektrolyse-Fußbad) weichen Sie die Füße in einer warmen Salzwasserlösung ein, die aus verschiedenen, Giftstoffe ausleitenden Inhaltsstoffen besteht. Es heißt, dass die im Wasser freigesetzten Ionen elektrische Energieimpulse durch das Körperfett leiten und die Toxine aus den Hunderten von Poren in den Füßen ziehen. Ein entgiftendes Fußbad dauert im Durchschnitt eine halbe Stunde und ist teurer als das Detox-Fußpflaster. Es soll außerdem die Beweglichkeit der Knie- und Ellenbogengelenke verbessern und ist eine Option für Menschen, die unter Kopfschmerzen oder chronischen Gelenk- und Muskelschmerzen leiden, aber lieber auf die Alternativmedizin zurückgreifen. Ein entgiftendes Fußbad ist einfach zuzubereiten und sehr entspannend! Detox-Fußbäder und Fußpflaster sind in Drogerien und im Internethandel erhältlich.

8. Kapitel

Häufig gestellte Fragen

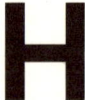ier sind einige der häufig gestellten Fragen zur zehntägigen Entgiftungs- und Entschlackungskur mit grünen Smoothies.

Was ist, wenn mir zehn Tage zu anstrengend sind?
Falls Ihnen die Herausforderung zu groß ist, kein Problem. Sie können die Kur auf fünf oder sieben Tage verkürzen, ganz wie Sie möchten. Sie sollten jedoch einen Tag nach dem anderen angehen und beobachten, wie Sie sich nach fünf, sieben und zehn Tagen fühlen.

Soll ich meine Medikamente während der Kur weiternehmen?
Sprechen Sie vor Beginn der Entgiftungs- und Entschlackungskur mit Ihrem Arzt. Ich persönlich würde verschreibungspflichtige Medikamente nicht absetzen. Aber die Entscheidung liegt ganz bei Ihnen.

Brauche ich Nahrungsergänzungsmittel?
Ob Sie weiterhin Vitaminpräparate nehmen möchten, falls Sie damit begonnen haben, liegt ganz bei Ihnen. Ich ziehe es vor, während der Entgiftungs- und Entschlackungskur darauf zu verzichten.

Warum bleiben die grünen Blattgemüse im Mixer stückig und werden nicht richtig glatt püriert?

Geben Sie zunächst nur die grünen Blätter und Wasser in den Mixer und pürieren Sie die Mischung so lange, bis sie eine saftähnliche Konsistenz hat. Dann schalten Sie das Gerät aus und fügen die restlichen Ingredienzien hinzu. Schalten Sie den Mixer wieder ein und pürieren Sie den Smoothie, bis er glatt und cremig ist.

Darf ich während der Entgiftungs- und Entschlackungskur Sport treiben?

Sich während der Entgiftungs- und Entschlackungskur sportlich zu betätigen ist sogar von Vorteil. Sie sollten sich aber nicht bis zur Erschöpfung verausgaben. Hören Sie auf Ihren Körper, der Ihnen sagt, wann er eine Ruhepause braucht. Walken und Yoga sind ideal, um in Bewegung zu bleiben. Beschränken Sie sich während der Entgiftung auf Aktivitäten, die Ihnen kein Höchstmaß an Leistung abverlangen.

Wenn Sie derzeit wenig Sport treiben (wie ich!), fangen Sie behutsam damit an. Gehen Sie heute eine Viertelstunde spazieren und erweitern Sie den Zeitraum im Lauf der nächsten zehn Tage. Verzichten Sie darauf, sich selbst unter Leistungsdruck zu setzen, wenn Sie nicht an sportliche Betätigung gewöhnt sind.

Wie lange sind meine Smoothies haltbar?

Idealerweise sollten Sie Ihre Smoothies am Tag der Zubereitung trinken, wenn sie den höchsten Nährstoffgehalt besitzen. Sollten Sie diese aus Zeitmangel oder anderen Gründen nicht frisch zubereiten können, lassen sie sich bis zu zwei Tagen im Kühlschrank aufbewahren – am besten in einem Glas mit Schraubverschluss. Wenn Sie Ihre grünen Smoothies fest verschließen, verhindern Sie, dass sie oxidieren und andere Gerüche aus dem Kühlschrank annehmen. Die Smoothies am Vorabend zuzubereiten ist in Ordnung, wenn es Ihnen hilft, die Entgiftungs- und Entschlackungskur konsequent durchzuführen.

Wie viele Snacks darf ich am Tag essen und in welcher Menge?
Denken Sie daran: Sie machen keine *Diät*, sondern eine *Entgiftungs- und Entschlackungskur*; Kalorien und Mengenangaben sind daher zweitrangig. Es gibt keine eisernen Regeln. Aber Sie sollten maßhalten, wenn Sie hungrig sind und zum Snack greifen. Mit Kalorien zählen und Portionen abmessen bewirkt man keine grundlegende Änderung eingeschliffener Lebens- und Essgewohnheiten. Das hat nur zur Folge, dass Sie ein Leben lang Diät halten müssen. Ich habe keine Ahnung, wie es Ihnen geht, aber ich habe keine Lust mich ständig zu kasteien! 95 Prozent der Leute, die mit irgendeiner gerade angesagten Diät abnehmen, bringen innerhalb von drei bis fünf Jahren wieder ihr altes Gewicht auf die Waage. Deshalb sollten Sie versuchen, Ihre Essgewohnheiten ein für alle Mal zu verändern und die Geschmackszellen umprogrammieren, sodass sie gesunde Nahrung bevorzugen und einen Heißhunger darauf entwickeln! Nichtsdestotrotz eine Warnung zum Thema Nüsse und Kerne: Sie enthalten gesunde Fette, aber Fette. Im Übermaß konsumiert, haben auch sie negative Auswirkungen. Daher sollten Sie sich mit einer Handvoll begnügen.

Wie groß sollte die tägliche Flüssigkeitsmenge in den Smoothies sein?
Die rohen Zutaten wiegen insgesamt ungefähr 2000 Gramm. Im pürierten Zustand erhalten Sie ungefähr 1,0 bis 1,5 Liter, je nach Füllmenge des Mixers und Wasserzugabe. Sie können die Tagesration in drei Portionen einteilen oder während des ganzen Tages ein paar Schlucke nehmen, wenn Sie Hunger verspüren.

Was ist, wenn ich keinen Hunger oder keinen Appetit auf drei grüne Smoothies am Tag habe?
Dann trinken Sie mindestens zwei Smoothies am Tag, um zu gewährleisten, dass Ihr Körper die angemessene Nahrung erhält. Wichtig ist, alle drei oder vier Stunden einen Smoothie oder einen Snack zu sich zu nehmen, damit der Stoffwechsel optimal arbeitet. Auch wenn sie weniger Appetit haben, braucht der Körper Brennstoff.

Wie lange darf man die vollumfängliche Entgiftungs- und Entschlackungskur fortsetzen?

Ich empfehle, die volle Entgiftungs- und Entschlackungskur nicht länger als zwei Wochen am Stück durchzuführen. Die modifizierte Form mit zwei grünen Smoothies und einer proteinreichen Mahlzeit am Tag ist gesundheitlich völlig unbedenklich und kann ein Leben lang fortgesetzt werden. Wenn Sie die vollumfängliche Kur wiederholen oder länger als zwei Wochen machen möchten, sollten sie unbedingt mehr Protein zu sich nehmen und darauf achten, dass Sie die grünen Blattgemüse jede Woche wechseln!

Was ist, wenn der Appetit auf etwas Essbares überhandnimmt?

Wenn Sie an einen Punkt gelangen, an dem Sie am liebsten das Handtuch werfen möchten, können Sie sich vielleicht mit ein paar kleinen Tricks zum Durchhalten motivieren. Bereiten Sie sich Ihren Lieblingssmoothie zu. Knabbern Sie ein paar Selleriestangen, Karotten oder einen Apfel. Oder genehmigen Sie sich eine Handvoll naturbelassener Nüsse und Kerne – aber nur eine Handvoll: Sie sind zwar gesund, aber zu viel davon macht dick. Trinken Sie zur Erfrischung eine Tasse Tee. Damit dämpfen Sie das Hungergefühl in den ersten Tagen der Kur. Freuen Sie sich auf den fünften, danach auf den siebten und zum Schluss auf den zehnten Tag. Der enorme Gewichtsverlust und Energiegewinn wiegen das Verlangen nach Nahrung auf, die verlockend, aber alles andere als optimal ist. Atmen Sie tief durch und machen Sie weiter. Sie schaffen es, und Sie werden schon nach wenigen Tagen über die Ergebnisse staunen. Stellen Sie sich bildlich vor, wie Sie Ihre sagenhafte Erfolgsgeschichte im Freundeskreis erzählen. Machen Sie einen Spaziergang. Lenken Sie sich mit Aktivitäten ab, die Ihnen viel Spaß machen.

Warum habe ich keinen Stuhlgang?

Sie sollten ein bis drei Mal am Tag Stuhlgang haben, aber nie weniger als ein Mal täglich. Es ist absolut unerlässlich, dass die Toxine während der Entgiftungs- und Entschlackungskur über den Darm ausgeschieden werden.

Wenn Sie seit vierundzwanzig Stunden keinen Stuhlgang mehr hatten, können Sie ihn mithilfe von zwei Methoden in Gang bringen: 1. Abführen mit einer Salzwasserlösung, bestehend aus Wasser und unjodiertem Salz. Um den Geschmack erträglicher zu machen, lösen Sie zwei Teelöffel Meersalz in ca. 200 ml Wasser auf und trinken diese Lösung gefolgt von drei Gläsern Wasser mit je 200 ml. Am besten trinken Sie die Salzlösung morgens auf nüchternen Magen; binnen einer halben bis einer Stunde sollte dann mehrfach eine Darmentleerung folgen. 2. Notfalls können Sie auch mit einem pflanzlichen Abführmittel (oder einem salinischen wie Bitter- oder Glaubersalz) nachhelfen.

Warum ist der Stuhlgang grün?
Keine Panik! Das ist völlig normal und harmlos. Die Färbung entsteht durch das Chlorophyll (oder Blattgrün), und das ist völlig unschädlich. Im Lauf der Zeit, wenn sich der Körper an die grüne Kost gewöhnt, nimmt der Stuhlgang wieder seine übliche braune Farbe an.

Darf ich während der Entgiftungs- und Entschlackungskur Kaffee trinken?
Die Entgiftungs- und Entschlackungskur soll dem Körper eine Erholungspause verschaffen. Kaffee enthält Koffein, das die Nebennieren zu Schwerstarbeit antreibt, und es ist wichtig, diese ständige Überforderung für eine Weile zu durchbrechen. Kaffee ist außerdem stark säurehaltig. Während der Entgiftungs- und Entschlackungskur pendelt sich der pH-Wert mehr im basischen Bereich ein, was für eine gute Gesundheit unerlässlich ist. Kaffee unterbricht diesen Prozess. Er reizt darüber hinaus den Darm. Legen Sie einfach eine Pause ein. Notfalls trinken Sie stattdessen eine Tasse Grüntee. Aber auch Grüntee enthält Koffein. Am besten versuchen Sie, ohne koffeinhaltige Getränke auszukommen.

Für die eingefleischten Kaffeetrinker ist der Entzug besonders schwierig. Hier ein Tipp: Bereiten Sie in den ersten beiden Tagen der Kur eine 50:50-Prozent-Mischung aus Kaffee mit und ohne Koffein zu. In den folgenden beiden Tagen steigen Sie auf entkoffeinierten Kaffee um. Und danach versuchen Sie, für den Rest der Kur ganz auf Kaffee zu verzichten. Mit der schrittweisen Entwöhnung mildern Sie Kopfschmerzen, die infolge der Entgiftung auftreten können. Abgesehen davon gibt es pflanzliche, koffeinfreie und gut schmeckende Kaffeesorten im Handel. Und darüber hinaus dürfen Sie jede Menge Kräutertee trinken.

Überlegen Sie, ob Sie nicht schon eine Woche vor Beginn der Entgiftungs- und Entschlackungskur mit dem Kaffee-Entzug beginnen. Während der ersten Tage können sich Kopfschmerzen oder diffuse Schmerzen bemerkbar machen, wenn Sie regelmäßig Kaffee trinken. Das sind Reaktionen des Körpers auf die Entgiftung. Es ist völlig normal, sich während der ersten Tage alles andere als optimal zu fühlen. Sehen Sie darin ein Zeichen, dass die Entgiftungs- und Entschlackungskur funktioniert.

Kann ich meine Smoothies mit Agavendicksaft oder Honig statt mit Stevia süßen?

Gegen Agavendicksaft in Maßen ist nichts einzuwenden, aber wenn Sie abnehmen wollen, ist Stevia am besten. Bei Süßmitteln sollte man vor allem berücksichtigen, in welchem Ausmaß sie Blutzuckerspitzen auslösen, die wiederum das Ausmaß der Fettansammlung im Körper bestimmen. Lebensmitteln wird ein glykämischer Index zugeordnet, der Auskunft über ihre Blutzucker erhöhende Wirkung gibt. Stevia hat einen Index von 0 (was ideal ist), Agavendicksaft von 20, Honig von ca. 30, brauner Zucker oder Rohzucker von 65 und weißer raffinierter Zucker von 80. Damit haben Sie einen Vergleich. Ich habe vier Freundinnen, die Stevia von unterschiedlichen Herstellern verwenden; jede schwört auf ihre Marke, weil sie nach ihrer Auffassung anders schmeckt. Wenn Sie Stevia nicht mögen, sollten Sie vielleicht eine andere Marke ausprobieren.

Kann die Entgiftungs- und Entschlackungskur der Gesundheit schaden?

Sie sollten vor der Entgiftungs- und Entschlackungskur einen Arzt konsultieren. Doch es ist unwahrscheinlich, dass Sie Ihrer Gesundheit schaden, wenn Sie sich maximal zwei Wochen nur von Obst und Gemüse ernähren.

Eine vegetarische Ernährung ist nicht nur unbedenklich, sondern wirkt auch lebensverlängernd, wie es heißt. Püriertes Obst und Gemüse hat indes eine stark reinigende Wirkung, deshalb könnte eine Reaktion auftreten. Je mehr toxische Substanzen sich im Körper angesammelt haben, desto größer die Wahrscheinlichkeit, dass eine Reaktion erfolgt.

Wo finde ich mehr Informationen über grüne Smoothies und weitere Rezepte?
Dieses Buch enthält mehr als hundert Rezepte für grüne Smoothies, die auf verschiedene Gesundheits- und Schönheitsziele abgestimmt sind. Weitere Informationen liefern Bücher und Websites, zum Beispiel:

- Grüne Smoothies, Victoria Boutenko, Hans-Nietsch-Verlag, Freiburg
- Website: www.Gruenesmoothies.de
- Website: www.zentrum-der-gesundheit.de/gruene-smoothies

9. Kapitel

Referenzen

Hier sind einige Referenzen von Frauen, die eine zehntägige Entgiftungs- und Entschlackungskur mit grünen Smoothies gemacht haben.

♦ ♦ ♦

»Gestern habe ich den zehnten Tag hinter mich gebracht. Ich habe 6,8 Kilo abgenommen. JUHU!! Die Entgiftung war einfach Klasse. Vielen Dank, JJ Smith, dass du die Infos über diese lebensverändernde Kur weitergegeben hast. Ich habe in der kurzen Zeit eine Menge über meinen Körper und die Bedeutung einer vollwertigen Ernährung gelernt. Ich freue mich auf ein neues, gesundheitsbewusstes Leben und einen positiven Weg zu meinem Wunschgewicht.«

Nicole F.

♦ ♦ ♦

»10. Tag!!!! Unfassbar, wie weit ich gekommen bin, einfach SUPER!!!! Ich habe 6,3 Kilo abgenommen. Die Kur ist der Hammer, ich werde sie mit Sicherheit wiederholen! Danke, JJ! Ich habe mein Leben wieder im Griff und das ist ein irres Gefühl!!«

Mya B.

♦♦♦

»Gestern war der zehnte Tag, und ich kann euch die freudige Mitteilung machen, dass ich 6,2 Kilo abgenommen habe (TADA!). Gottseidank! Ich fühle mich prima und bin JJ Smith und ihrer Truppe, die uns mit Informationen versorgt, ermutigt und für diese Herausforderung gerüstet hat, unendlich dankbar. Genau der Anstoß, den ich brauchte, doch darüber hinaus hat er mir die Augen dafür geöffnet, was natürliche und unbearbeitete Nahrung bewirkt. Ich gebe ehrlich zu, anfangs war ich skeptisch, ob ich mich hinterher tatsächlich anders fühlen würde, aber ich wurde eines Besseren belehrt. Grüne Nahrung = Energie; ich werde definitiv weitermachen und zur entschärften Version übergehen. Nochmals danke und gebt auf Eure Luxuskörper acht, Mädels!«

Felicia B.

♦♦♦

»Heute ist mein zehnter Tag und ich habe annähernd 6,8 Kilo runter ... Ich freue mich unsäglich! Ich muss zugeben, die ersten drei Tage sind mir ziemlich schwergefallen, doch mit jedem nachfolgenden Tag wurde es leichter. Ich bin unglaublich stolz auf mich!«

Ethel W.

♦♦♦

»TADA!!!! Der zehnte Tag geht zu Ende und ich wiege 5,4 Kilo weniger!!!! Was für ein Start ins Jahr 2014!!!! Vielen Dank JJ, und Gott segne dich. Möge ER dir die Kraft geben, die frohe Botschaft auch weiterhin in die Welt zu tragen. Wir dienen einem Gott, der uns Ehrfurcht einflößt!«

Angela L.

♦♦♦

»Rate mal, welcher Tag heute ist? Tag 10, Baby !!! Und ich habe ihn erreicht ... Ich hatte schon Angst, ich schaffe es nicht, aber ich habe gesagt, haltet euch ran, Kopf und Körper, beweist mal ein bisschen Ausdauer ... Und siehe

da, ich habe die zehntägige Entgiftungs- und Entschlackungskur mit grünen Smoothies erfolgreich beendet. Das war eine echte Herausforderung für mich, vor allem mental, weil ich überzeugt war, nicht ohne Fleisch leben zu können. Aber ich fühle mich körperlich und mental tausendmal besser. Ich habe insgesamt 8,3 Kilo abgenommen (TADA!). Ich möchte mich bei JJ Smith bedanken, die uns mit dieser Kur vertraut gemacht hat. Du bist ein wahrer Segen für die Menschheit!!«

Felicia E.

♦ ♦ ♦

»Tag 10 und ich muss sagen, das war ein wunderbarer Start ins neue Jahr. Ich habe 6,3 Kilo und 7,6 cm Taillenumfang abgenommen. Ich strotze vor Tatendrang und denke klarer. Ich freue mich über die Energie, die ich gewonnen habe. Für mich war das eine stramme Leistung. Und eine Erfahrung, die mein Leben ein für alle Mal verändert. Ich habe mich an JJ Smiths Empfehlungen gehalten und werde ihr immer dankbar für das Interesse an der Gesundheit und dem Wohlbefinden anderer sein. Sie ist ein echter Schatz!«

Chantel R.

♦ ♦ ♦

»Der zehnte Tag und ich bin glücklich über die Ergebnisse ... genau 9 Kilo abgespeckt. Wenn ich das mit 55 schaffe, schafft es jeder. Ich werde andere auch dazu ermutigen, und nochmals danke, JJ Smith!«

Freda H.

♦ ♦ ♦

»Gestern war der zehnte Tag für mich und ich wollte mit dem Wiegen bis heute Morgen warten; ich habe sage und schreibe 5,8 Kilo abgenommen. Ich werde mit der modifizierten Version weitermachen. Am Monatsende habe ich einen Arzttermin; ich bin gespannt, was er zu dieser sagenhaften Gewichtsreduktion sagt.«

Shelly B.

♦ ♦ ♦

»Juhu! Endlich, der zehnte Tag! Bin heute Morgen mit geschlossenen Augen auf die Waage gestiegen, und siehe da: Statt 89 Kilo waren es nur noch 82,5 Kilo, habe also sechseinhalb Kilo abgenommen. Die Kur war HART, aber das Ergebnis FANTASTISCH. Ich gebe zu, dass es Momente gab, in denen ich etwas essen musste, um die Kopfschmerzen loszuwerden, aber ich habe durchgehalten. Am neunten Tag habe ich außerdem eine professionelle Darmreinigung machen lassen, was wirklich hilfreich war!!!«

Chablis F.

♦ ♦ ♦

»Heute ist der elfte Tag und ich bin total euphorisch!!! Ich habe 5,6 Kilo angenommen!! Hurra!! Vielen Dank an alle für die Unterstützung, und vor allem an dich, JJ Smith. Der zehnte Tag mit den grünen Smoothies war HAMMER. Aber der Weg ist noch nicht zu Ende. Heute habe ich mit der modifizierten Version angefangen, mit Tee, einem Smoothie und einem SALAT als Mittagessen. Apropos, mein Blutdruck ist runtergegangen und ich habe mehr Energie. JAWOHL!!«

Shonda R.

♦ ♦ ♦

»Tag Nummer zehn, was sagt man dazu ... Ich kann es kaum glauben, dass ich ganze zehn Tage lang außer Äpfeln und hart gekochten Eiern keine feste Nahrung zu mir genommen habe (wenn man das als feste Nahrung bezeichnen will) und weder krank geworden noch ins Koma gefallen bin!! LOL! (Ich esse für mein Leben gerne.) Ich fühle mich Spitze und bin total stolz auf mich, dass ich durchgehalten und über 7,1 Kilo abgenommen habe!!!!!!! Ich habe vorher nicht gemessen und deshalb keine Ahnung, wie viele Zentimeter verschwunden sind, aber meine Kleider sprechen Bände und ich fühle mich TOLL!! Ein großes Dankeschön an JJ Smith; durch dich habe ich die grüne Welt kennengelernt, ein Sprungbrett in mein neues, gesundes Leben. Alles Gute und vielen Dank!«

Arlisa B.

♦ ♦ ♦

»Der elfte Tag und ich habe 8,1 Kilo abgenommen! Wow! Ganz zu schweigen von meinen Heißhungerattacken auf Junkfood, die kaum noch vorhan-
den sind. Die Entgiftung und Entschlackung ist völlig problemlos verlaufen,
verglichen mit anderen Methoden, die Lebens- und Essgewohnheiten zu verändern, und ich habe damit die weitaus besten Ergebnisse erzielt. Danke JJ
Smith ... du bist die Größte.«

Gabrielle C.

♦ ♦ ♦

»Elfter Tag ... das heißt, wiegen ist angesagt. (TADA!). Ich habe 5,4 Kilo
abgenommen und zwanzig Zentimeter Umfang weniger. Ich fühle mich pu-
delwohl. Ich platze vor Energie. Ich fühle mich rundum wohl und gesund. Ich
danke dem lieben Gott für diese Chance.«

Mia M.

♦ ♦ ♦

»Mein zehnter Tag und ich habe 5,4 Kilo abgenommen! Ich kam, sah und
siegte. Es ist ein Wunder, dass jemand mich dazu gebracht hat, einen ganzen Tag lang auf Kaffee zu verzichten, ganz zu schweigen von zehn Tagen.
Aber ich bin rund fünfeinhalb Kilo leichter. Selbst mein fünfjähriger Sohn
sagt: »Mami, du hast dich verändert.« Danke, JJ! Ich mache weiter, bis ich
mein Wunschgewicht erreicht habe und wieder richtig cool aussehe.«

Annette A.

♦ ♦ ♦

»Ich war gestern beim Arzt wegen einer Knieverletzung, die ich mir bei
einem Sturz am Arbeitsplatz zugezogen habe. Die gute Neuigkeit ist, dass
ich 4,5 Kilo abgenommen habe; statt 112 Kilo wiege ich nur noch 107,5
Kilo, und meine Blutzuckerwerte, die normalerweise außer Kontrolle sind
und zwischen 250 und 400 rangieren, sind auf 78 runtergegangen. Mein
Hausarzt war genauso zufrieden mit dem Ergebnis wie ich. Er möchte, dass

ich mit der modifizierten Version weitermache; er findet auch, dass ich dank der Kur riesige Fortschritte mache. Ich muss sagen, ich liebe Smoothies und sie schmecken mir, obwohl ich als Diabetikerin bei einer Sorte bleiben muss. Bis dann, ich werde euch weiterhin auf dem Laufenden halten.

Renee D.

♦ ♦ ♦

»Der zehnte Tag der Entgiftungs- und Entschlackungskur mit den grünen Smoothies ist offiziell beendet. Habe 6,3 Kilo abgenommen. Habe vor zehn Tagen mit knapp 100 Kilo begonnen. Heute waren es nur noch 93,6 Kilo. Vielen Dank JJ Smith für dieses wunderbare Geschenk.«

Ruth C.

♦ ♦ ♦

»Ich habe gestern den zehnten Tag beendet und eine völlig neue Einstellung gewonnen, was ich total spannend finde. Endlich habe ich meine Batterien wieder aufgeladen und kann besser schlafen und mich entspannen. Ich habe Heißhunger auf einen großen Salat, LOL! Ich habe 6,8 Kilo abgenommen, juhu! Und das ist nur der Anfang. Ich bin gespannt, wie es weitergeht!«

Lina C.

♦ ♦ ♦

»Der Morgen des elften Tages und 6,1 Kilo weniger!!! Diese Entgiftungs- und Entschlackungskur hat mein Leben verändert. Ich habe jetzt mehr Energie als je zuvor und eine tolle Haut. Ich habe im Gegensatz zu vielen anderen noch nie »wie ein Murmeltier« geschlafen, aber ich fühle mich nach vier oder fünf Stunden Schlaf (was bei mir die Norm ist) auch nicht mehr wie erschlagen.«

Demetria M.

♦ ♦ ♦

»Gott sei Dank, ich habe die zehn Tage durchgestanden. Ich bin stolz, berichten zu können, dass ich 6,3 Kilo abgenommen habe. Aber das ist nicht das Ende. Ich will noch mehr abnehmen und die gesünderen Lebens- und Essgewohnheiten beibehalten.«

Geraldine C.

♦ ♦ ♦

»Gestern habe ich den zehnten Tag geschafft und 5,8 Kilo abgenommen; mein Taillenumfang ist um 9 cm geschrumpft. Ich danke Gott, dass er mir die Willenskraft und Entschlossenheit verliehen hat, diese GS-Kur durchzuhalten. Als ich anfing, war ich fest entschlossen, sie zu Ende zu bringen. Meine Familie hat mir sehr dabei geholfen, wofür ich dankbar bin. Ein großes, großes Dankeschön geht an JJ Smith für die Infos, die mein Leben für immer verändert haben! Ich fühle mich nicht mehr so kraftlos wie vor der Entgiftungs- und Entschlackungskur, und meine Gesundheit hat sich merklich gebessert. Ich werde auch weiterhin auf eine gesunde Ernährung achten. Vielen Dank euch allen für die Unterstützung.«

Tracey W.

♦ ♦ ♦

»Ihr Lieben, heute ist der sechste Tag und ich habe schon 5,6 Kilo abgenommen, dazu 5 cm an den Hüften und 5 cm in der Taille ... Ich lasse euch wissen, wie viel es am zehnten Tag sein wird. Danke, dass ihr mich auf die Entgiftungs- und Entschlackungskur aufmerksam gemacht habt. Ich werde die Infos weitergeben.«

Donna J.

♦ ♦ ♦

»Zehnter Tag beendet und mein Körper hat 7,7 Kilo abgespeckt! Danke, JJ Smith. Diese Gruppe rockt ... ihr seid einsame Spitze!«

Michelle G.

◆ ◆ ◆

»Welchen Tag haben wir heute? Welchen, bitteschön? Nicht Mittwoch, sondern meinen zehnten Tag!! Ich habe es geschafft! JJ, du bist ein Engel, dich hat der Himmel geschickt, und ich danke dir, dass du dein Wissen so großzügig mit mir und allen anderen geteilt hast, die gesundheitsbewusst leben wollen! Ich möchte alle ermutigen, die sich noch in der Anfangsphase der zehntägigen Entgiftungs- und Entschlackungskur befinden: Obwohl niemand die Uhr zurückdrehen und bei null anfangen kann, können wir noch einmal richtig durchstarten und ein brandneues Ziel ansteuern! Oh, ich habe vergessen zu erwähnen, dass ich ... TADA! ... insgesamt 5,9 Kilo abgenommen habe!! Also, bleibt grün und gesund!«

Brenda W.

◆ ◆ ◆

»Gestern war der zehnte Tag meiner Entgiftungs- und Entschlackungskur mit grünen Smoothies; es war NICHT leicht, aber ich habe es geschafft! Ich freue mich, berichten zu können, dass ich beinahe 5,8 Kilo abgenommen habe!!!!! Vorher wog ich 84 Kilo, heute sind es nur noch 78,2 Kilo! Vielen Dank, JJ Smith, dass du mich motiviert hast, mein gesundheitsbewusstes ICH kennenzulernen!«

Victoria G.

◆ ◆ ◆

»Der zehnte Tag für mich und ich habe 5,8 Kilo abgenommen. Ich bin so glücklich und fühle mich bestens. Ich werde mit der modifizierten Version weitermachen und sie durch leichte, gesunde Mahlzeiten ergänzen.«

Natasha M.

◆ ◆ ◆

»Der zehnte Tag kommt mir wie Weihnachten vor. Konnte kaum erwarten zu sehen, wie viel ich abgenommen habe. Genau wie die gute Ernährungsberaterin sagte, sind fünf bis sieben Kilo die Norm. Das ist mir gelungen.

Am zehnten Tag hatte ich 5,8 Kilo weniger, war glücklicher, kraftvoller und mental klarer, ganz zu schweigen vom erfolgreichen Koffeinentzug. Ich war mal die Königin der Kaffeebohnen, doch das gehört der Vergangenheit an. Ich bete zu Gott, dass ER mir die Stärke verleiht, auf Kurs zu bleiben und nicht in Versuchung zu geraten. Ich habe aber das Gefühl, dass ich es schaffe. Danke für die Hilfe.«

Liz P.

♦ ♦ ♦

»Die Veränderungen, die mit dieser Entgiftungs- und Entschlackungskur einhergehen, werden euch gefallen. Ich habe plötzlich jede Menge Energie und etwas über 4 Kilo abgenommen. Ich kann ohne Abführmittel auf die Toilette gehen; früher litt ich ständig unter Verstopfung. Ich habe weiterhin jeden Abend für meinen Mann gekocht und ihm T-Bone-Steak, Backhuhn, gebackenen Fisch, Stampfkartoffeln, Pommes frites, Brot, was auch immer vorgesetzt. Ich verstehe nicht genau, wie diese Entgiftungs- und Entschlackungskur funktioniert, und wenn ich sie nicht selbst gemacht hätte, würde ich behaupten, das sei Schwindel. Das Ganze ist mir ein Rätsel, aber ein tolles. Ich habe es noch nie geschafft, eine Diät durchzuhalten. JJ Smith hat mit dieser Entgiftungs- und Entschlackungskur ganze Arbeit geleistet. Ich möchte ihr an dieser Stelle danken, dass sie ihr Herzblut dafür gegeben hat. Ich fühle mich wie neugeboren ... Ich habe vor, nach dem zehnten Tag mit der modifizierten Version weiterzumachen.«

Carla S.

♦ ♦ ♦

»Heiliger Strohsack!! Heute ist mein dritter Tag, ich halte mich an die Empfehlungen im Buch und habe jetzt schon 4 Kilo abgenommen!! Richtig, 4 Kilo!! 4 ganze Kilo! WOW! Fühle mich super!«

Olga T.

♦ ♦ ♦

»Bin am Spiegel vorbeimarschiert und habe mich kurz von der Seite angesehen. Mein Bauch ist WEG!! Ich weiß, dass er vor 2 Wochen noch da war! LOL! Ich habe vor Freude geheult. Und dann getanzt ... und JETZT tanze ich beim Tippen!!!! Juhu!!!!!!«

Natasha W.

♦ ♦ ♦

»Ich habe die 10-Tage-Entgiftungs- und Entschlackungskur geschafft. Mein Ergebnis: 4,3 Kilo weniger auf der Waage und 19 cm weniger Umfang. Jetzt beginne ich mit Tag 1 der modifizierten Entgiftung und Fitnesstraining!!«

Nichole W.

♦ ♦ ♦

»Gestern hatte ich den zehnten Tag der Entgiftungs- und Entschlackungskur!! Habe 5,4 Kilo und 30 cm Umfang verloren und fühle mich prima! Bin mit dem Smoothie in der Hand zur Arbeit gegangen. Hatte zum Mittagessen einen Salat und weiß eine gesunde Ernährung inzwischen zu schätzen; mittags habe ich die fettigen Gerichte buchstäblich mit Verachtung gestraft, LOL! Danke, JJ.«

Denise B.

♦ ♦ ♦

»Tag elf und TADA! ... 5,4 Kilo sind bei mir und 7,2 Kilo bei meinem Mann runter, man stelle sich das vor!!!!!! Jetzt fangen wir mit der modifizierten Version an und essen smarter.«

Carla D.

♦ ♦ ♦

»Fünfter Tag und ich fühle mich fantastisch! Gestern war es ein bisschen schwierig. Aber heute Morgen hatte ich 4,5 Kilo weniger. Ich bin total begeistert. Heute, am sechsten Tag, sehe ich allmählich das Licht am Ende des

Tunnels. Ich weiß, dass ich die Entgiftungs- und Entschlackungskur durchhalten und mir anschließend auf die Schulter klopfen werde.«

Lalita W.

♦ ♦ ♦

»Also, heute ist der zehnte Tag und ich kann euch sagen, es ist vollbracht!
Kaum zu glauben, dass ich mir vor zehn Tagen noch Sorgen gemacht habe,
ich könnte vorzeitig aussteigen. Vielen Dank für diese lebensverändernde
Erfahrung. Ich werde mit Sicherheit bei den grünen Smoothies bleiben, sie
sind ein Teil meiner neuen, gesundheitsbewussten Lebensweise geworden.
Ich habe keine Beschwerden mehr beim Gehen, brauche keine Schmerz-
mittel mehr und komme morgens problemlos aus dem Bett. Ich liebe mein
neues Ich. Ich habe mir sogar schon verschiedene Fitnesscenter und Personal
Trainer angeschaut, um auf Kurs zu bleiben. Und bevor ich es vergesse, ich
habe in dieser Woche 5,1 Kilo abgenommen.«

Tonya A.

♦ ♦ ♦

»Tag neun! 5,8 Kilo leichter, ein sagenhaftes Gefühl! Ich könnte mich ohr-
feigen, weil ich vorher nicht Maß genommen habe. Wie auch immer, ich
schlafe jetzt hervorragend und allein das tut mir gut. Ich habe mir zum Ziel
gesetzt, am Morgen des elften Tages sieben Kilo weniger auf die Waage zu
bringen. Also, PACKEN WIR'S AN!!«

Nakia B.

♦ ♦ ♦

»Diese Entgiftungs- und Entschlackungskur ist einfach verblüffend. Heute ist
mein sechster Tag und ich habe 5,4 Kilo abgenommen. Ich hoffe, dass ich
früher oder später meine Blutdruck-Medikamente absetzen kann.«

Jessica L.

♦ ♦ ♦

»Mein Mann und ich haben gestern den zehnten Tag erfolgreich beendet!!!! Wunderbar, einfach fantastisch. Ich habe 5,4 Kilo abgenommen und mein Mann 4,5 Kilo. Die Kur hat so viel Spaß gemacht, dass wir beschlossen haben, die grünen Smoothies als festen Bestandteil in unseren Alltag zu integrieren. Ich habe gerade für uns zwei Krüge Smoothies für morgen zubereitet. Nochmals danke, JJ Smith.«

Lisa B.

♦ ♦ ♦

»Heute ist der zehnte Tag für mich! Ich bin SO stolz, berichten zu können, dass ich in der »ersten Runde« der Entgiftungs- und Entschlackungskur mit den grünen Smoothies gesiegt habe! Ich war heute Nachmittag bei meinem Ärzteteam und alle haben mir gratuliert, dass ich sage und schreibe 5,6 Kilo abgenommen habe!! Auf uns – wir haben 2014 einen Körper, der vor Gesundheit und Kraft strotzt!«

Darlene B.

♦ ♦ ♦

»Ich fühle mich SUPER am heutigen Tag, 4,5 Kilo leichter, rundum einige Zentimeter schlanker, fitter und beweglicher, ausgewogener, kann mich besser konzentrieren, bin voller Tatkraft und Energie, habe eine strahlend schöne Haut, einen wachen Verstand und die volle Kontrolle über meinen Körper! Habe außerdem weniger Entzündungen und mir vorgenommen, notfalls noch weitere viereinhalb Kilo in Angriff zu nehmen. Jeden Tag gegen chronische Fibrositis-Symptome anzukämpfen, ist nicht leicht und manchmal zum verrückt werden, aber ich bin wieder im Ring, in der Schwergewichtsklasse! Werde alles daran setzen, mir den Meistertitel zu holen! Aufgrund dieser Leistung und Erfahrung freue ich mich, dass ich so viel dazugelernt habe, auch über den Menschen, zu dem ich mich gerade entwickle! MEIN BESSERES ICH – DAS VON ANFANG AN IN MIR ANGELEGT WAR!«

Edith B.

♦ ♦ ♦

»Gestern habe ich die Entgiftungs- und Entschlackungskur mit Erfolg been-det. Ich habe nicht gemogelt, keine Snacks, kein Stevia und an manchen Tagen Proteinpulver. Gelegentlich war ich im Fitnesscenter, LOL. Obwohl ich nicht so viel trainiere, wie ich eigentlich sollte, bin ich stolz auf die Disziplin, mit der ich an die Entgiftung und Entschlackung herangegangen bin. Ich habe insgesamt 4,5 Kilo abgenommen und 7,5 cm Umfang in der Taille und 5 cm an den Hüften verloren. Ich mache mit der modifizierten Version weiter, bis ich mein Endziel erreicht habe. Ich fühle mich dynamisch, kraftvoll und innerlich WIE NEUGEBOREN!!!«

Davina P.

♦ ♦ ♦

»Hallo JJ, meine Tochter und ich haben gestern den zehnten Tag beendet und ich kann stolz verkünden, dass wir beide 5,4 Kilo abgenommen haben. Vielen Dank für alles. Wieder fit und gesund zu werden war das Beste, was uns passieren konnte.«

Aneesh B.

♦ ♦ ♦

»Ich fühle mich gut. Ich habe stufenweise den zehnten Entgiftungs- und Ent-schlackungstag beendet und 5 Kilo abgenommen.«

Victoria C.

♦ ♦ ♦

»Also, Leute, heute gibt es einen Grund zum Feiern: Ich habe den zehnten Tag erfolgreich abgeschlossen. Ich bin fest entschlossen, nahtlos zur modi-fizierten Version mit den zwei Smoothies am Tag überzugehen, bis keine Ahnung wann. Im Moment bin ich total euphorisch und motiviert weiterzu-machen. Ich habe 4,5 Kilo abgenommen und zwei Kleidergrößen weniger.«

Deborah C.

♦ ♦ ♦

»Heute ist der elfte Tag und der Beginn der modifizierten Version. Ich habe insgesamt 4,5 Kilo abgenommen und jeweils 5 cm weniger Umfang in der Taille (mindestens eine Kleidergröße kleiner), an Hüften, Oberschenkeln und Brust. Noch zweieinhalb Kilo bis zu meinem Wunschgewicht! Ich bin überglücklich mit den Ergebnissen; jetzt beginnt die eigentliche Arbeit, nämlich am Ball zu bleiben. Eine gesunde Ernährung erfordert eindeutig einen grundlegenden Wandel in den Lebens- und Essgewohnheiten.«

Tavia M.

♦ ♦ ♦

»Ich bin auf die Waage gestiegen, weil mein dreizehnjähriger Sohn meinte, ich sähe um den Bauch herum irgendwie anders aus, und ... TADA ... ich habe in sechs Tagen 4,9 Kilo abgespeckt, auf Nimmerwiedersehen. Juhu!«

Shatoria A.

♦ ♦ ♦

»Mein neunter Tag. Ich habe zwei Smoothies und Snacks eingepackt und bin gerüstet für den Tag. Ich habe die Waage heute früh gemieden, ich möchte mir die Überraschung für morgen aufheben, dann habe ich das Endergebnis. Am achten Tag hatte ich schon 6,6 Kilo weniger; ich kann es kaum erwarten zu sehen, wie viel ich morgen abgenommen habe. Ich wünsche euch einen wunderschönen grünen Tag und drücke euch die Daumen – wir schaffen es!«

Arlisa B.

♦ ♦ ♦

»O. K., ich muss euch erzählen, wie aufgeregt ich bin ... Ich hatte ständig Probleme mit meinem Bluthochdruck, im Fachjargon maligne Hypertonie Stufe 2 genannt, und bekam ihn auch nicht mithilfe von Medikamenten unter Kontrolle. Das ist erblich, kommt in meiner Familie gehäuft vor, und letzten Monat bin ich zu Tode erschrocken, als mir der Arzt eröffnete, ich sei buch-

stäblich eine tickende Zeitbombe, müsse jeden Moment mit einem schweren Herzinfarkt, Aneurysma oder Schlaganfall rechnen. Ich sollte jeden Tag meinen Blutdruck messen, die Werte in eine Tabelle eintragen und meinem Arzt vorlegen. Mein Blutdruck war mehr als 200 zu 100, mein Puls gleichermaßen hoch, über 100. Ich hatte ständig Kopfschmerzen und meine Augen taten weh, ganz zu schweigen von zahlreichen anderen Symptomen. Es war wirklich beängstigend, vor allem wenn ich daran denke, dass ich seit eineinhalb Jahren krebsfrei bin, an sich schon eine grauenhafte Erfahrung. Ich erzähle das alles, weil ich heute meinen Blutdruck gemessen habe, vor meinem morgendlichen Smoothie und den Medikamenten: Er war auf – Gott sei es gedankt! – 128/89 und der Puls auf 74 runtergegangen. Beide Werte waren in den letzten vier Tagen extrem niedrig. Mir war klar, dass ich meine Lebens- und Essgewohnheiten nach allem, was ich durchgemacht habe, grundlegend ändern muss; ich habe das schon einmal mithilfe von JJ Smith (ihrem Buch und den Anleitungen) geschafft und wusste, es würde mir abermals gelingen. Ich bin JJ unendlich dankbar!!!! Eine gesunde Ernährung kann vieles verändern.«

Stacie J.

♦ ♦ ♦

»Ich habe gerade den zehnten Tag der Entgiftungs- und Entschlackungskur abgeschlossen und kann stolz verkünden, dass ich 4,9 Kilo abgenommen habe und mich bestens fühle (»I FEEL GOOD« könnte ich gemeinsam mit JAMES BROWN singen). Auch ich werde weitermachen, allerdings mit der MODIFIZIERTEN Version. DANKE, JJ Smith, dass du mich an eine gesündere Lebensweise herangeführt hast.«

Renee T.

♦ ♦ ♦

»Zehnter Tag, ich bin 4,5 Kilo leichter und fühle mich großartig. Es war eine fantastische Reise in ein besseres, gesünderes Leben, die ich unbedingt fortsetzen werde. Herzlichen Glückwunsch euch allen. Weiter so!!!!«

Samantha G.

♦ ♦ ♦

»Neunter Tag und es geht mir prima!!!!! Morgen ist der zehnte Tag und ich werde feiern bis zum Umfallen … warum? Weil ich die Kur zu Ende gebracht und 4,4 Kilo mit der modifizierten Version verloren habe. Falls ihr abtrünnig geworden seid, steigt wieder ein. Seht zu, dass ihr eure Gesundheit verbessert, ihr schafft es oder seid bereits auf der Zielgeraden – bleibt dran, es lohnt sich!«

Tiffany D.

♦ ♦ ♦

»Heute ist mein zehnter Tag und ich fühle mich hervorragend. Ich bin bereit, eine gesunde Ernährung als Teil meiner künftigen Lebensführung zu betrachten: Ich habe 4 Kilo und 10 cm Umfang an Brust, Hüften und Taille abgenommen. Ich habe seit dem zweiten Tag kein Fitnesstraining mehr gemacht und weiß, dass ich mehr Nüsse gegessen habe, als ich sollte. Am dritten Abend habe ich sogar geschummelt – ein paar Happen Pizza mit Käse. Aber ich bin überzeugt, dass du eine Bewegung ins Leben gerufen hast, die in unserer Wohlstandsgesellschaft dringend erforderlich ist; Gott segne dich für dein Engagement. Das verstehe ich unter persönlicher Integrität! Mach weiter so, Schwester – wir warten gespannt auf das, was noch kommt.«

Tunisia S.

♦ ♦ ♦

»Siebter Tag und 4,5 Kilo weg!!!! Das ist das Beste, was ich je für mich getan habe. Ich bin stolz darauf, dass ich durchgehalten und nicht gemogelt habe. Ich habe festgestellt, dass mein Gesicht strahlender und klarer wirkt. Heute Morgen ist Fitnesstraining angesagt!«

Natasha M.

♦ ♦ ♦

»40 cm weniger Umfang! Ich flippe aus!!!!«

Cee M.

♦ ♦ ♦

»Ich bin am sechsten Tag und bei vier Kilo weniger angelangt. Ich denke, jetzt werde ich es schaffen. Die Ergebnisse sind super und ich habe vor weiterzumachen.«

Beverly A.

♦ ♦ ♦

»Ich bin ganz aus dem Häuschen. Mein vierter Tag. Heute Morgen beschloss ich, auf die Waage zu steigen und stellte fest, dass ich 4,5 Kilo abgenommen habe. Juhu!«

Stephanie S.

♦ ♦ ♦

»Bereite mich auf den dritten Tag vor und weiß, dass JJ Smith gesagt hat, der Gewichtsverlust sei zweitrangig, aber ich konnte nicht anders. Ich habe mich heute Morgen gewogen und festgestellt, dass ich schon abgenommen habe … ja, ganze 3,6 Kilo. Fühle mich gut und wie neugeboren, bereit, weiter daran zu arbeiten!«

Janice D.

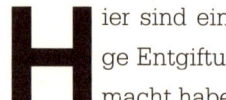

10. Kapitel

Erfolgsgeschichten

Hier sind einige Erfolgsgeschichten von Leuten, die eine zehntägige Entgiftungs- und Entschlackungskur mit grünen Smoothies gemacht haben.

»Diese zehntägige Entgiftungs- und Entschlackungskur mit grünen Smoothies ist einfach fantastisch!«

»Ich fühle mich kraftvoller, meine Augen sind klar, die Rückenschmerzen haben nachgelassen und ich fühle mich blendend. Es ist ein Wunder, ich spüre direkt, wie mein ganzer Körper auf gute Laune umschaltet, wenn ich einen Smoothie trinke. Er sagt: »Ahhhhhhhh, lecker!« *Heute ist der zehnte Tag. Ich habe 5,8 Kilo abgenommen, nach dem Stand von gestern. Ich habe nicht ständig auf die Waage geschaut, aber bemerkt, dass mein Bauchfett schmilzt. Ich komme mir nicht mehr so aufgebläht vor. Meine Stimmungsschwankungen sind auch vergangen. Am ersten Tag oder so war ich ein bisschen unleidlich, aber das ging schnell vorüber. Mit der Entgiftungs- und Entschlackungskur bin ich auf dem richtigen Weg zu meinem Ziel, fit zu werden; sie hat meine Lebens- und Essgewohnheiten verändert und ich freue mich darauf, sie beizubehalten. Ich danke JJ Smith für ihre Vision von Gesundheit und Wohlbefinden für jedermann.«*

Wilson G.

◆ ◆ ◆

»Ich habe 6,3 Kilo in zehn Tagen abgenommen, fühle mich klarer und kann mich besser konzentrieren!«

»Die zehntägige Entgiftungs- und Entschlackungskur mit grünen Smoothies sollte umbenannt werden, um einzubeziehen, dass sie den Energiespiegel, einen erholsamen Schlaf und die Gesundheit generell fördert. Genau das hat sie bei mir bewirkt. Meine Schlafstörungen sind behoben. Ich bin so energiegeladen, dass mein Gehirn kaum Schritt halten kann. Ich kaufe Lebensmittel bewusster ein. Ich habe 6,3 Kilo abgenommen, ein wahrer Segen. Ich bin mental klarer, fokussierter. Und figurbewusster! Man stellt seine Ernährung und sein Leben um. Hier geht es nicht nur um eine zehntägige Entgiftungs- und Entschlackungskur, sondern um eine lebensverändernde Maßnahme. Ein Wort der Ermutigung an alle, denen sie anfangs noch schwerfällt: Körper und Geist werden es euch am Ende danken. Die Kopfschmerzen lassen nach, die Haut wird makellos. Und man ist so energiegeladen, dass man Bäume ausreißen könnte. Vielen Dank für diese lebensverändernde Erfahrung.«

Chantel R.

◆ ◆ ◆

»Ich habe 6,7 Kilo in zehn Tagen abgenommen und ein neues Leben begonnen!«

»Ich habe in den letzten sieben oder acht Jahren Missbrauch mit meiner Ernährung getrieben, zu Lasten meines Körpers, der eindeutig darunter gelitten hat. Silvester war ich auf der Waage und musste feststellen, dass ich in meinem ganzen Leben noch nie so viel gewogen hatte. Am 1. Januar 2014 habe ich dann, begleitet von vielen Gebeten und großer Aufregung, die zehntägige Entgiftungs- und Entschlackungskur mit den grünen Smoothies begonnen. Ich kann nicht einmal sagen, dass es eine riesige Herausforderung war, denn ich habe mich von Tag zu Tag besser gefühlt. Und damit kommen wir zu den guten Neuigkeiten. Das hat die Kur bei mir bewirkt:

- *Ich habe in zehn Tagen 6,7 Kilo abgenommen.*
- *Ich habe erheblich mehr Energie als früher.*

- *Die körperlichen Schmerzen und Beschwerden sind verschwunden.*
- *Ich habe festgestellt, dass ich die Tasse Kaffee am Morgen nicht mehr brauche, um in die Gänge zu kommen. Ich bin auch so hellwach.*
- *Mir taten monatelang die Fußsohlen so weh, dass ich schon befürchtete, ich hätte einen Fersensporn. Die Schmerzen sind noch da, aber seit der Entgiftungs- und Entschlackungskur nur noch minimal.*
- *Ich hatte einige sehr empfindliche Stellen im Mund. Die Schmerzen sind völlig vergangen.*
- *Meine Haare, die jahrelang brüchig waren, fühlen sich kräftig und gesund an. Ich kann sie durchkämmen, ohne dass sie massenweise ausgehen (zum ersten Mal seit Jahren).*
- *Meine Fingernägel sind hart wie Beton.*
- *Als ich mit der Entgiftungs- und Entschlackungskur anfing, war eine Nebenhöhlenentzündung in Verzug. Mein Körper hat seine Selbstheilungskräfte aktiviert und sie erfolgreich bekämpft, ohne Antibiotika (ebenfalls das erste Mal).*
- *Und zu guter Letzt kann ich sagen, dass ich motiviert, inspiriert und leistungsbewusster geworden bin.*

Mit dieser Kur anzufangen, war mehr als eine gute Entscheidung. Ich habe mit ihr ein neues Leben begonnen. JJ, ich danke dir so sehr, dass du dein Wissen freiwillig mit so vielen Menschen teilst.«

Nicole F.

◆ ◆ ◆

»Ich wiege jetzt 10,4 Kilo weniger als vor zwölf Tagen, zu Beginn der Kur.«

»Gab es in eurem Leben schon einmal eine Zeit, in der ihr keinen Grund gesehen habt, morgens aufzustehen? Bei mir schon. Ich war weder krank noch depressiv, sondern einfach nur lustlos und unmotiviert. Dumm gelaufen, denn ich bin Hausfrau und Mutter, Ehefrau, Geschäftsfrau, Krankenschwester ... ich könnte die Liste endlos fortsetzen. Andere laden ständig ihren Stress bei mir ab und einen Teil des Drucks mache ich mir unnötiger-

weise selber. Und diese Belastungen gingen mit einer denkbar schlechten Zeitplanung einher.

Ich habe verschiedene Diäten und Fitnessprogramme ausprobiert, um abzunehmen, eine Zeit lang mit Erfolg. Doch dann kam die nächste Stresssituation und ich wurde rückfällig ... nur für eine Weile. Ich war unfähig, längere Zeit zu Fuß zu gehen, weil meine Füße und der Rücken schmerzten. Ich hatte seit sechzehn Jahren keine einzige Nacht mehr durchgeschlafen. Und der Schlaf war in letzter Zeit noch weniger erholsam, weil ich jede Stunde mit tauben, brennenden Händen aufwachte.

Und jetzt spulen wir zum Jahr 2013 vor. Ich war erschöpft, die Wechseljahre setzten ein, ich nahm mir fest vor, ins Fitnesscenter zu gehen, konnte mich aber nicht aufraffen. Ich hatte mehrere Ärzte aufgesucht, die mir rieten, Gewichtstraining zu machen. Und das soll was bringen?? Ich fing im November damit an und alles war gut. Eine oder zwei Stunden auf dem Fahrrad (hatte ich schon erwähnt, dass ich einen Koffeinersatz nehme, damit ich die Augen offenhalten kann?), danach Gewichte stemmen. Ich hatte meine Essensportionen beträchtlich eingeschränkt ... ich weiß, ich weiß, ich wollte nur sehen, wie die Waage nach unten zeigt. In acht Wochen nahm ich gerade mal dreieinhalb Kilo ab. Ein Jammer.

Dann postete eine Freundin Infos über diese grüne Entgiftungs- und Entschlackungskur. Hmm, dachte ich. Klingt interessant. Ich kann es ja mal versuchen. Seit dem ersten Smoothie, und ich spreche vom allerersten meines Lebens, habe ich mich energievoll gefühlt. Ich schlafe fast die ganze Nacht durch. Das Taubheitsgefühl und Brennen in den Händen ist verschwunden, und wenn ich mit dem Auto unterwegs bin, parke ich sogar weit weg von den Gebäuden und gehe den Rest zu Fuß. Ich überlasse den anderen die ,guten' Parkplätze. Heute wiege ich zehn Kilo weniger als vor zwölf Tagen, zu Beginn der Kur. Ich kann meine Hosen ausziehen, ohne den Reißverschluss zu öffnen, man stelle sich das vor! LOL, da wir gerade von den kleinen Freuden des Lebens sprechen: Ich kann leichter Treppen steigen und spiele nicht nur mit meinem kleinen Sohn, sondern auch mit unserem Hund. Ich schaffe es, morgens Sport zu machen, den ganzen Tag arbeiten zu gehen, zu kochen, zu putzen und nebenher zu studieren, ohne ständig zu stöhnen: »Ich bin fix und fertig«, wie früher. Das war meine Standardentschuldigung, die für alles Mögliche herhalten musste. Doch das war einmal. Das habe ich der wunderbaren JJ Smith und ihrer sagenhaften zehntägigen Entgiftungs- und Entschlackungskur mit grünen Smoothies zu verdanken.«

Maria W.

♦ ♦ ♦

»Er hat 9,4 Kilo abgenommen und endlich einen perfekten Blutdruck!«

»Ich habe den besten Vater der WELT! Als ich ihm vorschlug, die Entgiftungs- und Entschlackungskur zu machen, war er sofort einverstanden. Er hat mir vertraut und war überzeugt, dass ich weiß, wovon ich rede. Solange ich denken kann, hat mein Vater gegen Bluthochdruck zu kämpfen. Ich habe schon vor zwei Jahren begonnen, mich intensiv mit Gesundheitsfragen zu beschäftigen und viel dadurch gelernt. Ich habe mehrere Bücher, Dokumentarberichte usw. von JJ gelesen. Am fünften Tag der Kur wollte ich von meinem Vater wissen, ob er einen Unterschied feststellen könne. Er sagte, er fühle sich energievoller und sei imstande, Treppen zu steigen, ohne ständig eine Verschnaufpause einzulegen. Ihr könnt euch nicht vorstellen, wie ich mich darüber gefreut habe. Als wäre dieser Erfolg mein Verdienst. Solange es meinem Vater gut geht, geht es mir ebenfalls gut.

Mein Vater und ich haben die Entgiftungs- und Entschlackungskur letzten Dienstag erfolgreich beendet. Juhu! Donnerstag waren wir beim Arzt, er hatte einen Termin, und TADA, er hat 9,4 Kilo abgenommen! Richtig, 9,4 Kilo! Der Doktor hatte ihm schon seit Monaten gepredigt, dass er endlich abnehmen müsse. Und das ist noch nicht alles – sein Blutdruck war PERFEKT!!! Der Arzt und die Sprechstundenhilfe wollten wissen, wie er das geschafft hat, und stell dir vor, JJ, er meinte, das habe er mir zu verdanken, aber das Verdienst gebührt in Wirklichkeit DIR und IHM. Dieser Mann hat sich kein einziges Mal beklagt oder sonst was; er hat brav meine Anweisungen befolgt, und ich habe mich nach deinen Anweisungen gerichtet. Wir beide werden den gesundheitsbewussten Weg mit den grünen Smoothies fortsetzen. Nochmals danke, JJ, für dein Wissen, dein Interesse und deine Unterstützung.

Tara L.

♦ ♦ ♦

»Ich habe 7,6 Kilo abgenommen, denke klarer, fühle mich besser und schlafe so gut wie nie zuvor!«
»Heute ist der elfte Tag und ich bin immer noch auf Erfolgskurs!! Ich gebe zu, dass ich beim Anblick des ganzen Grünzeugs (Gemüse, meine ich) nicht damit gerechnet hatte, bis zum Schluss durchzuhalten, aber mit viel Beten und Seelenforschung ist es mir gelungen. Ich denke klarer, fühle mich besser, schlafe so gut wie nie zuvor und bin so energiegeladen wie in alten Zeiten. Ich werde nie wieder in meine früheren Ernährungsgewohnheiten zurückfallen. Um zu den guten Neuigkeiten zu kommen: Ich habe 7,6 Kilo abgenommen, verliere meine Hosen, die T-Shirts schlabbern, der Blutdruck ist auf 113/67 herunter, in der Taille habe ich 5 cm und an den Hüften 7,5 cm abgespeckt. Ich möchte mich ganz herzlich bei JJ bedanken, für deine Zeit und die Offenheit, mit der du die Begleiterscheinungen der Entgiftungs- und Entschlackungskur beschrieben hast. Du hilfst damit vielen Menschen; wir müssen nur bereit sein, ehrlich mit uns selber zu sein und zu erkennen, dass wir es alleine nicht schaffen. Ich befinde mich auf dem Weg in ein neues, gesundheitsbewusstes, grünes Leben, richtig?«

Mike B.

♦ ♦ ♦

»Ich habe mehr Energie, keine Verdauungsprobleme, klarere Haut und Augen und bin aufmerksamer.«
»Ich muss gestehen, dass ich enttäuscht war, als ich nach meinem fünfzigsten Geburtstag im August viereinhalb Kilo zulegte. Als ich vor zehn Tagen mit der Entgiftung und Entschlackung begann, war ich ziemlich gespannt. Am zehnten Tag, nach erfolgreicher Beendigung der Kur, habe ich folgende Ver-

änderungen festgestellt: Ich habe mehr Energie, keine Verdauungsprobleme, klarere Haut und Augen, bin aufmerksamer und nicht mehr so abgeschlafft nach der Mittagspause im Büro, um nur einige wenige Errungenschaften zu nennen, die es zu feiern gilt.

Ich habe den zehnten Tag gestern beendet, mache aber gleich mit der modifizierten Version weiter und werde zwei Mahlzeiten durch grüne Smoothies ersetzen. Ich möchte noch einmal sechs bis sieben Kilo abnehmen, um fit und gesund zu bleiben. Ich bin zu der Schlussfolgerung gelangt, das LEBEN ist zu schön, um zu STERBEN. Ich nehme an, du möchtest etwas über meine aktuellen Maße und mein Gewicht wissen. Hier sind sie:

- *Gewicht – minus 4,5 Kilo*
- *Brustumfang – minus 2,5 cm*
- *Taille – minus 5 cm*
- *Hüften – minus 7,5 cm*
- *Oberschenkel minus 5 cm links, minus 2,5 cm rechts*

Danke, Green Team, und legt die Latte weiterhin hoch, wenn ihr die Verbesserung unserer Gesundheit anpeilt.«

Wendy M.

♦ ♦ ♦

»Meine Erfahrungen mit der zehntägigen Entgiftungs- und Entschlackungskur mit grünen Smoothies.«

*»1.	Habe die Portionen meiner Zwischenmahlzeiten unter Kontrolle und sie zum ERSTEN MAL IN MEINEM LEBEN eigenhändig zubereitet!*

*2.	Habe 12 cm weniger Taillenumfang.*

*3.	Schlafe besser und habe mehr Energie.*

*4.	Meine Haut ist klarer.*

*5.	Habe gelernt, meine Vorliebe für Limo durch frische rote Grapefruit mit Stevia zu ersetzen.*

*6.	Habe in Bio-Produkte investiert und meine Ansichten über die Kosten geändert.*

*7.	Habe mich innerlich verpflichtet, die Kur bis zum Ende durchzuhalten.*

8. *Habe begriffen, dass Nahrung keine Ersatzbefriedigung oder Flucht vor der Realität ist, sondern eine Energiequelle.*

9. *Bin beim Fitnesstraining schneller gelaufen.*

10. *UND ZU GUTER LETZT ... ich habe 6,3 Kilo abgenommen, bisher!!*

Danke JJ Smith für deine Unterstützung! Ich werde mit der modifizierten Version weitermachen und nächsten Monat den zweiten zehntägigen Durchlauf starten! Alles Gute!«

Chiara M.

♦ ♦ ♦

»Das war genau der Anstoß, den ich brauchte, um in die Gänge zu kommen!«

»12 Dosen Limo, 29,4 Gläser Wein, 16 Stück Butter, 42 Chicken Wings, 98 Schokoriegel. Sucht euch das Gift aus, das man sich einverleiben kann, aber DAS ist in den letzten zehn Tagen von meinem Radarschirm verschwunden. Und nicht nur das! Auch die schlaflosen Nächte gehören der Vergangenheit an. Ich schlafe wie ein Murmeltier und das binnen Minuten! Die schwarzen Mini-Tränensäcke unter meinen Augen ... na ja, sie sind noch nicht vollständig weg, aber so klein geworden, dass ich jedem weismachen kann, keine zu haben! Meine trockene, alles andere als pralle Haut ... ebenfalls passé! Ersetzt von einer streichelzarten Haut, die kein Make-up benötigt; ich weiß, das ist nicht gerade hygienisch, aber ich muss ständig mein Gesicht berühren! Auch der Bauch hat sich in Luft aufgelöst, hurra! Genau wie das Unbehagen, das mich allein bei dem Gedanken an Kleidung, Laufen, Atmen ... gleich was überkam. VERSCHWUNDEN!

Ich habe noch einen weiten Weg vor mir, aber das war genau der Anstoß, den ich brauchte, um in die Gänge zu kommen. Ich habe mit 75 Kilo angefangen und bin jetzt runter auf 70,8 Kilo. Ich bin froh, dass ich das geschafft habe, denn das spornt mich zum Weitermachen an. Mein Heißhunger auf Junkfood ist vergangen, jetzt habe ich nur noch Lust auf Gesundheit, Wohlbefinden und Glück. Als Nächstes steht das DEM-Programm an, um schlank und gesund zu bleiben! Vielen Dank an JJ für eine weitere wunderbare In-

formationsquelle. Ich habe vor mehr als einem Jahr das Buch gekauft (Lose Weight Without Dieting or Working Out) und inzwischen die mentale Klarheit und Motivation entwickelt, die darin enthaltenen Empfehlungen umzusetzen. Meine Belohnung: eine längst überfällige Maniküre/Pediküre und ein fabelhaftes neues Ich. Ich wünsche allen, die mit der Kur angefangen oder sie gerade erst kennengelernt haben, viel Glück. Haltet durch – ihr werdet staunen über euch selbst und die Ergebnisse!«

Latrisse P.

♦ ♦ ♦

»Ich bin 4 Kilo leichter und habe eine ganz neue Einstellung zum Essen gewonnen.«

»Heute war mein zehnter Tag und ich muss sagen, ich fühle mich tausendmal besser als noch vor elf Tagen. Seit September habe ich verschiedene Diäten ausprobiert. Aber mir wurde bewusst, dass sie nicht funktionieren, weil ich mein Leben komplett umstellen muss, um die angestrebten Ergebnisse zu erzielen und mein Wunschgewicht auf Dauer zu halten. Jetzt bin ich 4 Kilo leichter und habe, noch wichtiger, eine ganz neue Einstellung zum Essen gewonnen. Ich möchte ALLEN für die Unterstützung danken. Ich werde euch auf dem Laufenden halten.«

Star S.

♦ ♦ ♦

»Die Entgiftungs- und Entschlackungskur hat mir gezeigt, dass ICH entscheide, was ich meinem Körper zuführe.«

»Ich kann es noch gar nicht fassen, aber ich habe die Entgiftungs- und Entschlackungskur tatsächlich erfolgreich beendet und fühle mich SPITZE! Ehrlich gestanden, meine Einstellung war anfangs alles andere als positiv! Ich war überzeugt, ich würde es nicht schaffen. Ich habe nicht geglaubt, dass sich mein Leben dadurch in einem solchen Ausmaß verändern würde. Ich hatte immer eine Entschuldigung parat: »Bisher hat nichts funktioniert, warum sollte diese Methode etwas bringen?« oder »Das ist genetisch bedingt … in meiner Familie haben alle Gewichtsprobleme.«

Ich habe keine Ahnung, wie viel ich abgenommen habe, da ich vor der Kur nicht auf die Waage gestiegen bin, hauptsächlich, weil ich Angst vor der Wahrheit hatte. Der Wahrheit über meine unerfreulichen Essgewohnheiten und den Mangel an Disziplin. Die Entgiftungs- und Entschlackungskur hat mir gezeigt, dass ICH entscheide, was ich meinem Körper zuführe, dass ICH gegen Heißhungerattacken ankämpfen kann, dass ICH diszipliniert bin, dass ICH gesunde Essgewohnheiten entwickeln kann. Davon bin ich jetzt felsenfest überzeugt!!!«

Karen W.

♦ ♦ ♦

»Ich habe Superergebnisse erzielt. Schluss mit den Bauchspeckröllchen!«

»Gestern war der zehnte Tag! Ich habe Superergebnisse erzielt! Schluss mit den Bauchspeckröllchen! Ich passe jetzt in Kleidergröße 32, was gut ist, weil ich nichts Größeres mehr zum Anziehen im Kleiderschrank habe! Ein besonders großes Dankeschön geht an JJ Smith; alles fing mit dem Kauf ihres Buches Lose Weight Without Dieting or Working Out an. Die darin beschriebenen Methoden haben mir geholfen, mein Wunschgewicht zu erreichen und in Kleidergröße 32 zu passen, deshalb wusste ich von Anfang an, dass die Entgiftungs- und Entschlackungskur genauso wirksam ist.
Doch darüber hinaus musste ich meine innere Einstellung ändern. Man muss bewusst beschließen, dass dieser Schritt unumgänglich ist. Ich habe mir das Endergebnis ausgemalt – für manche ist das vielleicht ein Traumkörper wie der von Beyoncé! Ich habe mir vorgestellt, wie ich in Kleidergröße 32 aussehen werde. Gleich ob ihr mit der Entgiftungs- und Entschlackungskur anfangen wollt oder bereits angefangen habt, haltet durch auf eurem Weg zum Ziel!«

Nicole H.

11. Kapitel

....

Fazit

Herzlichen Glückwunsch, Sie haben den ersten beherzten Schritt getan, um wieder die Kontrolle über Ihr Gewicht und Ihre Gesundheit zu übernehmen. Wenn Sie diese Zeilen lesen, haben Sie die größte Hürde bereits überwunden, nämlich die Entscheidung getroffen, abzunehmen und gesunde Lebens- und Essgewohnheiten zu entwickeln. Sie befinden sich auf dem richtigen Weg. Diese Reise wird Ihr Leben von Grund auf verändern, denn bei der Entgiftungs- und Entschlackungskur handelt es sich nicht um eine Diät, sondern um die Umstellung auf eine Lebensweise, die Gesundheit und Wohlbefinden dauerhaft fördert!

Halten Sie sich vor Augen, dass Sie die innere Kraft besitzen, Ihr Leben zu verändern, und mit den Informationen in diesem Buch haben Sie das Werkzeug zur Hand, Ihre Träume zu verwirklichen. Jeder Mensch ist bekanntlich seines Glückes Schmied. Fangen Sie an, von einer optimalen Gesundheit und einer formvollendeten Figur zu träumen, und schauen Sie zu, wie ihr Wunsch in Erfüllung geht. Sie bestimmen über Ihren Körper und über Ihr Leben, deshalb sollten Sie es mit Leidenschaft leben, denn Sie haben nur das eine!

Und jetzt möchte ich Ihnen noch meine *Zehn Gebote für eine physische und emotionale Revitalisierung* mit auf den Weg geben, die stets das Schlusswort meiner Teleseminare bilden.

1. Du sollst dich lieben. Selbstliebe ist wichtig für das Überleben. Ohne Selbstliebe lässt sich keine erfolgreiche, authentische Beziehung auf-

bauen. Wir können den Acker nicht bestellen, wenn wir aus einem ausgetrockneten Brunnen schöpfen. Selbstliebe hat nichts mit Selbstsucht oder Selbstgefälligkeit zu tun. Wir müssen zuerst unseren eigenen Bedürfnissen Rechnung tragen, um die Fülle mit anderen teilen zu können.

2. Du sollst die Verantwortung für deine Gesundheit und dein Wohlbefinden übernehmen. Wenn wir Gesundheit, Energie und Wohlbefinden fördern wollen, müssen wir uns die Zeit nehmen, herauszufinden, was uns wirklich wichtig ist und es in unser Leben einbringen. Wir müssen darauf achten, wie wir uns ernähren, in welchem Ausmaß wir für Bewegung und körperliche Aktivität sorgen, und welche Gedanken uns im Verlauf des Tages durch den Kopf gehen.

3. Du sollst für einen erholsamen Schlaf sorgen. Ein erholsamer Schlaf und Ruhepausen zwischendurch sind wichtig, damit der Körper seine Batterien wieder aufladen kann. Schlaf ist die einfachste, aber oftmals unterschätzte Selbstheilungsmethode des Körpers. Schlafmangel hat zur Folge, dass wir unser strahlendes Aussehen verlieren und sichtbar altern, dass die Augen gerötet und geschwollen sind und dunkle Augenränder entstehen.

4. Du sollst deinen Körper entgiften und entschlacken. Entgiftung bedeutet, den Körper von Gift- und Schadstoffen zu befreien, damit wir die Gewichtsreduktion beschleunigen und unsere Gesundheit verbessern können. Ein entgifteter und entschlackter Körper ist ein schöner Körper!

5. Du sollst dich daran erinnern, dass ein gesunder Körper sexy ist. Ein weiblicher Körper mit weiblichen Formen ist schön! Hier geht es darum, gesund zu leben, Stil und Selbstvertrauen zu entwickeln und Kleidung zu tragen, die unserem Typ entspricht.

6. Du sollst gesunde, naturbelassene und vollwertige Nahrung zu dir nehmen. Eine gesunde Ernährung kann die Zeiger der Uhr zurückdrehen und dem Körper generell ein jugendlicheres Aussehen verleihen. Wenn wir auf eine naturbelassene Kost achten, sehen wir nicht nur besser aus, sondern fühlen uns auch besser. Wir sorgen für eine gründliche Reinigung des Körpers auf der Zellebene und strahlen, ungeachtet des Alters.

Eine gesunde Ernährung sollte daher ein unverzichtbarer Bestandteil unseres »Schönheitsprogramms« sein.

7. Du sollst gesund bleiben und den Alterungsprozess begrüßen. Das Ziel besteht nicht darin, den Alterungsprozess aufzuhalten, sondern ihn vielmehr zu begrüßen. Gesund zu altern bedeutet, gesund zu bleiben und ungeachtet der Lebensjahre fantastisch auszusehen und sich fantastisch zu fühlen.

8. Du sollst dich innerlich verpflichten, die neuen Lebens- und Essgewohnheiten beizubehalten. Dauerhaft Gewicht zu verlieren, setzt das Festhalten an den damit einhergehenden Veränderungen voraus ... Veränderungen in der Denkweise, in der Lebensweise und in der geistigen Haltung. Es erfordert, Wissen zu erwerben und Ihr Leben ein für alle Mal zum Besseren zu wenden!

9. Du sollst den Weg begrüßen, der vor dir liegt. Die Entgiftungs- und Entschlackungskur ist ein spiritueller Weg, eine Lebensweise und keine Diät! Seien Sie nett zu sich selbst und unterstützen Sie sich dabei. Lernen Sie, sich auch für die kleinsten Erfolge zu loben. Und wenn etwas schiefgeht, machen Sie sich bewusst, dass das kein Beinbruch ist; das ist nur menschlich.

10. Du sollst leben, lieben und lachen. Lachen ist Balsam für die Seele. Leben Sie Ihr Leben mit Leidenschaft! Geben Sie niemals Ihre Träume auf! Und vor allem ... lieben Sie. Vergessen Sie nicht, dass die Liebe alles vermag!

Nun wissen Sie, welche Macht die zehntägige Entgiftungs- und Entschlackungskur mit grünen Smoothies besitzt; probieren Sie es selber aus. Teilen Sie Ihre Erfolgsgeschichte mit anderen und helfen Sie ihnen, die Kontrolle über ihre Gesundheit und Vitalität zurückzugewinnen.

Über 100 Smoothie-Rezepte für verschiedene Zielsetzungen

I m zweiten Kapitel sind die bekanntesten grünen Blattgemüse mit mildem und kräftigem Geschmack aufgelistet, unter denen Sie für die nachfolgenden Rezepte wählen können. Für jedes Rezept brauchen Sie in der Regel zwei Handvoll. Bevorzugen Sie Smoothies mit mehr Süße, fügen Sie einfach Stevia hinzu.

Mixanleitung: Geben Sie das grüne Blattgemüse und die erforderliche Flüssigkeit (oder Eiswürfel) in den Standmixer und pürieren Sie die Mischung so lange, bis sie eine saftähnliche Konsistenz hat. Schalten sie das Gerät aus und fügen Sie die restlichen Zutaten hinzu. Mixen Sie weiter, bis die Mischung cremig ist.

Hinweis zu den Rezepten: Einige der Mengenangaben sind der Einfachheit halber in Form von »Tassen« angegeben. Verwenden Sie hierfür eine ganz normale Kaffeetasse mit einem Fassungsvermögen von etwa 200 ml.

Anti-Aging

Pfirsich-Bananen-Smoothie

- 2 Handvoll grünes Blattgemüse
- 2 Tassen Wasser
- 1½ Tassen Pfirsichstücke, tiefgefroren
- 1 Banane, geschält
- 2 EL Sonnenblumenöl
- 2 TL Spirulinapulver

◆ ◆ ◆

Beeren-Kokos-Smoothie

- 2 Handvoll grünes Blattgemüse
- 1½ Tassen Kokoswasser
- ½ Tasse Blaubeeren, tiefgefroren
- ½ Tasse Himbeeren, tiefgefroren

◆ ◆ ◆

Wassermelone-Ingwer-Smoothie

- 2 Handvoll grünes Blattgemüse
- ½ Tasse Eiswürfel
- 4 Tassen Wassermelone, in Stücken
- 2 EL Chia-Samen
- Frischer Ingwer, ca. 2 cm, geschält

◆ ◆ ◆

Bananen-Nuss-Smoothie

- 2 Handvoll grünes Blattgemüse
- 1½ Tassen Mandelmilch
- 3 Bananen, geschält
- 2 EL Chia-Samen

Sportliche Bestleistungen

Beeren-Protein-Smoothie

- 2 Handvoll grünes Blattgemüse
- 2 Tassen Wasser
- 1½ Tassen Himbeeren, tiefgefroren
- ¼ Tasse Blaubeeren, tiefgefroren
- ¼ Tasse Mandelbutter
- ¼ Tasse Kakaopulver
- ½ Tasse pflanzliches Proteinpulver

◆ ◆ ◆

Bananen-Reis-Protein-Smoothie

- 2 Handvoll Sellerie, gehackt
- 2 Tassen Eiswürfel
- ⅓ Tasse Cashewnüsse
- 3 Bananen, geschält
- ½ Tasse pflanzliches Proteinpulver
- 1 EL Spirulina

◆ ◆ ◆

Kirsche-Weizengras-Smoothie

- 2 Handvoll grünes Blattgemüse
- 1 Tasse Wasser
- 1 Tasse Kirschen, tiefgefroren
- ½ Tasse Weizengrassaft, frisch
- ½ Tasse Rote-Bete-Saft, frisch
- ¼ Tasse Chia-Samen
- 4 große Datteln, entsteint

◆ ◆ ◆

Beeren-Kerne-Smoothie

- 2 Handvoll grünes Blattgemüse
- 2 Tassen Wasser
- 1 Tasse Blaubeeren, tiefgefroren
- ½ Tasse Sonnenblumenkerne
- ½ Tasse Chia-Samen
- 6 Feigen, getrocknet
- 2 Datteln, entsteint
- 1 Tasse Kakaopulver

◆ ◆ ◆

Nuss-Sellerie-Protein-Smoothie

- 1 Handvoll grünes Blattgemüse
- 2 Tassen Wasser
- ½ Tasse Macadamianüsse
- ¼ Tasse Weizengrassaft, frisch
- 4 große Datteln, entsteint
- 1 Tasse Sellerie, gehackt
- ½ Tasse pflanzliches Proteinpulver

◆ ◆ ◆

Beeren-Kürbis-Protein-Smoothie

- 2 Handvoll grünes Blattgemüse
- ½ Tasse Sellerie, gehackt
- 2 Tassen Wasser
- ½ Tasse Kürbiskerne
- ¼ Tasse Gojibeeren
- 4 Datteln, entsteint
- ½ Tasse pflanzliches Proteinpulver
- 2 EL Macapulver

◆ ◆ ◆

Bananen-Sonnenblumen-Protein-Smoothie

- 2 Handvoll grünes Blattgemüse
- 1 Tasse Wasser
- ½ Tasse Sonnenblumenkerne
- 2 Datteln, entsteint
- 2 Bananen, geschält
- 1 Tasse pflanzliches Proteinpulver
- 1 EL Ginsengpulver

Schönheit (gesunde Haare, Haut und Nägel)

Mango-Bananen-Smoothie

- 2 Handvoll grünes Blattgemüse
- 1 Tasse Kokoswasser
- 1 Banane, geschält
- 1½ Tassen Mangostücke, tiefgefroren

◆ ◆ ◆

Papaya-Zitronen-Smoothie

- 1 Handvoll Petersilie
- 2 Tassen Wasser
- 1 Banane, geschält und tiefgefroren

- 1 Tasse Papayastücke
- 1 Zitrone

◆ ◆ ◆

Orangen-Spinat-Smoothie

- 2 Tassen Babyspinat
- 1 Orange, geschält und entkernt
- 1 Kiwi, geschält

- 1 EL Apfelweinessig
- 1 Portionstütchen Steviapulver

◆ ◆ ◆

Bananen-Pfirsich-Smoothie

- 2 Handvoll grünes Blattgemüse
- 1 ½ Tassen Wasser
- 1 Banane, geschält und tiefgefroren

- 2 Pfirsiche
- $\frac{1}{3}$ Tasse Mandelbutter

◆ ◆ ◆

Apfel-Birnen-Smoothie

- 2 Handvoll grünes Blattgemüse
- 2 Stangen Sellerie, gehackt
- ½ Tasse Wasser
- 1 Birne, entkernt
- 1 großer Apfel

- 1 Banane, geschält und tiefgefroren
- 2 EL Zitronensaft, frisch gepresst

♦ ♦ ♦

Grüner Beeren-Smoothie

- 2 Handvoll grünes Blattgemüse
- ½ Tasse Wasser
- ½ Tasse Grüntee

- 2 Tassen Beeren, gemischt
- 1 Banane, geschält und tiefgefroren

♦ ♦ ♦

Karotten-Apfel-Smoothie

- 2 Handvoll grünes Blattgemüse
- 3 Stangen Sellerie, gehackt
- 1 Tasse Wasser
- 1 kleine Rote Bete, geschält und gewürfelt

- 1 Tasse Eiswürfel
- 2 Karotten
- 1 Apfel
- ½ Zitrone, entkernt, geschält und in Schnitze zerteilt

♦ ♦ ♦

Cranberry-Beeren-Smoothie

- 2 Handvoll grünes Blattgemüse
- ½ Tasse Eiswürfel
- ½ Tasse Blaubeeren
- ½ Tasse Brombeeren
- ½ Tasse Cranberries
- 1 EL Chia-Samen, gemahlen

◆ ◆ ◆

Gurke-Erdbeer-Smoothie

- 2 Handvoll grünes Blattgemüse
- 1 Tasse Wasser
- 1 Salatgurke
- 1 Tasse Erdbeeren, tiefgefroren
- 4 Feigen, getrocknet
- 2 EL Leinsamen, gemahlen

Knochen und Gelenke

Bananen-Beeren-Smoothie

- 2 Handvoll grünes Blattgemüse
- 2 Tassen Wasser
- 1 Tasse Blaubeeren, tiefgefroren
- 1 Banane, geschält
- 2 EL Chia-Samen, gemahlen

◆ ◆ ◆

Bananen-Nuss-Smoothie

- 2 Handvoll grünes Blattgemüse
- 1 Tasse Mandelmilch
- 2 Bananen, geschält und tiefgefroren
- 2 EL Kakao
- 2 EL Leinsamen, gemahlen

◆ ◆ ◆

Orangen-Avocado-Smoothie

- 2 Handvoll grünes Blattgemüse
- 1 Tasse Wasser
- ½ Tasse Eiswürfel
- 3 Orangen, geschält
- ½ Avocado, geschält und entkernt
- 2 TL Spirulinapulver

◆ ◆ ◆

Zitronenzesten-Smoothie

- 2 Handvoll grünes Blattgemüse
- 1½ Tassen Orangensaft, frisch gepresst
- 1 Tasse Eiswürfel
- 1 Zitrone, geschält
- 1 EL MSM-Pulver

◆ ◆ ◆

Ingwer-Birnen-Smoothie

- 2 Handvoll grünes Blattgemüse
- 1 Tasse Mandelmilch
- 2 große Birnen
- Frischer Ingwer, ca. 2 cm, geschält

Verstopfung

Rote Bete-Birnen-Smoothie

- 2 Handvoll grünes Blattgemüse
- 1½ Tassen Mandelmilch
- 2 große Birnen
- ¼ Tasse Rote Bete, geschält und gewürfelt

◆ ◆ ◆

Banane-Blaubeeren-Smoothie

- 2 Handvoll grünes Blattgemüse
- 1 Tasse Wasser
- 1 Birne
- 1 Banane, geschält und tiefgefroren
- 1 Tasse Blaubeeren, tiefgefroren

◆ ◆ ◆

Banane-Pflaumen-Smoothie

- 2 Handvoll grünes Blattgemüse
- 1½ Tassen Mandelmilch
- 2 Bananen, geschält und tiefgefroren
- 5 Pflaumen, entkernt
- 1 Birne

♦ ♦ ♦

Orangen-Mango-Smoothie

- 2 Handvoll grünes Blattgemüse
- 1 Tasse Wasser
- 1 Tasse Mangostücke, tiefgefroren
- 2 Orangen, geschält und entkernt

♦ ♦ ♦

Erdbeer-Kiwi-Smoothie

- 2 Handvoll grünes Blattgemüse
- 1 Tasse Wasser
- 1½ Tassen Erdbeeren, tiefgefroren
- 2 Kiwis (mit Schale)
- 2 EL Leinsamen

♦ ♦ ♦

Entgiftung

Zitronen-Limetten-Smoothie

- 2 Handvoll grünes Blattgemüse
- 1 große Orange, frisch gepresst
- ½ Tasse Eiswürfel
- 2 Bananen, geschält und tiefgefroren
- ½ Zitrone, geschält und entkernt
- ½ Limette, geschält und entkernt

◆ ◆ ◆

Brombeer-Bananen-Smoothie

- 2 Handvoll grünes Blattgemüse
- ¼ Tasse Wasser
- 1 Banane, geschält und tiefgefroren
- ½ Tasse Brombeeren, tiefgefroren
- 1 Tasse Erdbeeren, tiefgefroren
- 1 Tasse Blaubeeren, tiefgefroren

◆ ◆ ◆

Grapefruit-Bananen-Smoothie

- 2 Handvoll grünes Blattgemüse
- 1 Tasse Wasser
- 1 Banane, geschält und tiefgefroren
- 1 Tasse Erdbeeren, tiefgefroren
- 1 Pink Grapefruit, geschält und entkernt
- 1 Portionstütchen Steviapulver

◆ ◆ ◆

Birne-Ananas-Smoothie

- 2 Handvoll grünes Blattgemüse
- 1 Tasse Eiswürfel
- 1 Birne, entkernt
- 1 kleiner Apfel, ohne Kerngehäuse und Kerne
- 2 Tassen Ananasstücke

◆ ◆ ◆

Mango-Ananas-Smoothie

- 2 Handvoll grünes Blattgemüse
- 1½ Tassen Kokoswasser
- 1 Tasse Mangostücke, tiefgefroren
- 1 Tasse Ananasstücke
- 1 Limette, geschält und entkernt
- Prise Cayennepfeffer

◆ ◆ ◆

Apfel-Bananen-Smoothie

- 2 Handvoll grünes Blattgemüse
- 1 Tasse Eiswürfel
- 2 Äpfel, Granny Smith, ohne Kerngehäuse und Kerne
- 2 kleine Bananen, geschält

◆ ◆ ◆

Diabetes/Blutzuckerkontrolle

Orangen-Pflaumen-Smoothie

- 2 Handvoll grünes Blattgemüse
- ½ Tasse Eiswürfel
- 2 Orangen, geschält
- ½ Tasse Pflaumen
- 1 TL Zimt
- 2 EL Leinsamen, gemahlen

◆ ◆ ◆

Birne-Bananen-Smoothie

- 2 Handvoll grünes Blattgemüse
- 1 Tasse Mandelmilch
- 1 Banane, geschält und tiefgefroren
- 1 Birne
- 1 Apfel, ohne Kerngehäuse und Kerne
- 1 TL Zimt

◆ ◆ ◆

Kiwi-Mandel-Smoothie

- 2 Handvoll grünes Blattgemüse
- 1½ Tassen Mandelmilch
- 1 Banane, geschält und tiefgefroren
- 2 Kiwis (mit Schale)
- 1 Tasse Erdbeeren, tiefgefroren
- 2 EL Leinsamen, gemahlen

◆ ◆ ◆

Beeren-Bananen-Smoothie

- 2 Handvoll grünes Blattgemüse
- 1 Tasse Wasser
- 1 Banane, geschält und tiefgefroren

- 1½ Tassen Blaubeeren, tiefgefroren
- 2 El Leinsamen, gemahlen

◆ ◆ ◆

Mango-Mandel-Smoothie

- 2 Handvoll grünes Blattgemüse
- 1½ Tassen Mandelmilch

- ½ Tasse Mangostücke, tiefgefroren
- 1 Tasse Erdbeeren, tiefgefroren

◆ ◆ ◆

Mango-Orangen-Smoothie

- 2 Handvoll grünes Blattgemüse
- 1 Tasse Wasser
- ½ Tasse Mangostücke, tiefgefroren

- ½ Zitrone, geschält und entkernt
- 1 Orange, geschält und entkernt
- 2 EL Sonnenblumenkerne

◆ ◆ ◆

Grüner Avocado-Smoothie

- 2 Handvoll grünes Blattgemüse
- 1 Tasse Eiswürfel
- 1 Banane, mittelgroß, geschält
- 2 Tassen Erdbeeren, tiefgefroren
- ¼ Avocado, geschält

◆ ◆ ◆

Orangen-Beeren-Leinsamen-Smoothie

- 2 Handvoll grünes Blattgemüse
- 1 Tasse Mandelmilch, ungesüßt
- 1 kleine Orange, geschält
- ½ Tasse gemischte Beeren, tiefgefroren
- 1 TL Gojibeeren, 10 Min. eingeweicht
- 1 EL Leinsamen, gemahlen
- 1 Messlöffel pflanzliches Proteinpulver

Energie

Erdbeer-Trauben-Smoothie

- 2 Handvoll grünes Blattgemüse
- ½ Tasse Wasser
- ½ Tasse rote Weintrauben
- 2 Bananen, geschält und tiefgefroren
- 1½ Tassen Erdbeeren, tiefgefroren

◆ ◆ ◆

Minze-Birnen-Smoothie

- 2 Handvoll grünes Blattgemüse
- ½ Tasse Wasser
- 2 Birnen
- Frischer Ingwer, ca. 0,5 cm, gerieben
- ¼ Tasse frische Minzeblätter, gehackt

◆ ◆ ◆

Birne-Orangen-Smoothie

- 2 Handvoll grünes Blattgemüse
- ½ Tasse Eiswürfel
- 1 Birne, geschält und entkernt
- 2 Orangen, geschält und entkernt
- 1 EL Leinsamen, gemahlen

◆ ◆ ◆

Pfirsich-Mango-Smoothie

- 2 Handvoll grünes Blattgemüse
- 1 Tasse Wasser
- 1½ Tassen Pfirsichstücke, tiefgefroren
- 2 Nektarinen, geschält und entkernt
- 1 Tasse Mangostücke, tiefgefroren
- 2 Pflaumen, entkernt

◆ ◆ ◆

Kokosnuss-Beeren-Smoothie

- 2 Handvoll grünes Blattgemüse
- 1 Tasse Wasser
- 2 Nektarinen, geschält und entkernt
- 1 Banane, geschält und tiefgefroren
- ½ Tasse Gojibeeren
- ½ Tasse Kokosnuss, geraspelt

Ein gesundes Herz

Bananen-Mango-Smoothie

- 2 Handvoll grünes Blattgemüse
- 2 Tassen Wasser
- 1 Banane, geschält und tiefgefroren
- ½ Tasse Mangostücke, tiefgefroren
- 2 TL Spirulina
- 2 EL Walnussöl

♦ ♦ ♦

Bananen-Mandel-Smoothie

- 2 Handvoll grünes Blattgemüse
- 1½ Tassen Mandelmilch
- 3 Bananen, geschält und tiefgefroren
- ½ TL Zimt

♦ ♦ ♦

Kokosnuss-Beeren-Smoothie

- 2 Handvoll grünes Blattgemüse
- 1 Tasse Kokoswasser
- 1 Tasse Blaubeeren, tiefgefroren
- ¼ Tasse Gojibeeren

◆ ◆ ◆

Wassermelone-Minze-Smoothie

- 2 Handvoll grünes Blattgemüse
- 4 Tassen Wassermelonenstücke
- 2 EL Leinsamen, gemahlen

◆ ◆ ◆

Sonnenblumen-Orangen-Smoothie

- 2 Handvoll grünes Blattgemüse
- 1 Tasse Wasser
- 2 Orangen, geschält und entkernt
- 1 Tasse rote Weintrauben
- 2 EL Leinsamen, gemahlen
- 2 EL Sonnenblumenöl

◆ ◆ ◆

Avocado-Apfel-Smoothie

- 2 Handvoll grünes Blattgemüse
- 1 Tasse Apfelsaft, ungesüßt
- 1 Tasse Eiswürfel
- 2 kleine Äpfel, ohne Kerngehäuse und Kerne

- ½ Avocado, geschält und entkernt
- ¼ Tasse Rote Bete, geschält und gewürfelt
- 1 EL Kakaopulver

♦ ♦ ♦

Pfirsich-Beeren-Smoothie

- 2 Handvoll grünes Blattgemüse
- 1 Tasse Wasser
- 1½ Tassen Pfirsichstücke, tiefgefroren

- 1 Tasse gemischte Beeren
- ½ Avocado, geschält und entkernt

♦ ♦ ♦

Birne-Bananen-Smoothie

- 2 Handvoll grünes Blattgemüse
- 1½ Tassen Mandelmilch
- 2 Birnen

- 1 Banane, geschält und tiefgefroren
- ½ TL Vanilleextrakt

Stärkung des Immunsystems

Cantaloupe-Karotten-Smoothie

- 2 Handvoll grünes Blattgemüse
- ½ Tasse Grüntee
- 1 Banane, geschält und tiefgefroren
- 1 Karotte, klein geschnitten
- 1 Tasse Cantaloupe-Melone, geschält, entkernt und gehackt
- 1 Portionstütchen Steviapulver

◆ ◆ ◆

Grüner Erdbeer-Smoothie

- 2 Handvoll grünes Blattgemüse
- ½ Tasse Grüntee
- ½ Tasse Erdbeeren, tiefgefroren
- 1 Banane, geschält und tiefgefroren
- 1 Portionstütchen Steviapulver

◆ ◆ ◆

Erdbeer-Orangen-Smoothie

- 2 Handvoll grünes Blattgemüse
- ½ Tasse Wasser
- 2 Tassen Erdbeeren, tiefgefroren
- 1 große Orange, geschält und entkernt
- 1 Portionstütchen Steviapulver

◆ ◆ ◆

Mango-Brombeer-Smoothie

- 2 Handvoll grünes Blattgemüse
- 1 Tasse Wasser
- ½ Tasse Brombeeren, tiefgefroren
- ½ Tasse Himbeeren, tiefgefroren
- 1 Tasse Mangostücke, tiefgefroren
- 1 Orange, geschält und entkernt
- 1 Portionstütchen Steviapulver

♦ ♦ ♦

Bananen-Zitronen-Smoothie

- 2 Handvoll grünes Blattgemüse
- 1 Tasse Eiswürfel
- 1 Banane, geschält und tiefgefroren
- ½ Tasse grüne Weintrauben
- 1 Zitrone, entkernt und geschält
- 1 Portionstütchen Steviapulver

Kinderfreundlich

Orangen-Aprikosen-Smoothie

- 2 Handvoll grünes Blattgemüse
- 1 Tasse Wasser
- 2 Orangen, geschält und entkernt
- ½ Tasse Mandeln
- ¼ Tasse Mandelbutter
- 6 getrocknete Aprikosen, entkernt
- 1 Banane, geschält und tiefgefroren

♦ ♦ ♦

Beeren-Bananen-Smoothie

- 2 Handvoll grünes Blattgemüse
- 1 Tasse Wasser
- 1 große Banane, geschält und tiefgefroren

- 1¼ Tassen Blaubeeren, tiefgefroren
- ¼ Tasse Leinsamen, gemahlen
- 1 Portionstütchen Steviapulver

◆ ◆ ◆

Schoko-Nuss-Smoothie

- 2 Handvoll grünes Blattgemüse
- 2 Tassen Wasser
- ½ Tasse Cashewnüsse

- ¼ Tasse Kakaopulver, naturbelassen
- 6 große Datteln, entkernt
- 1 Portionstütchen Steviapulver

◆ ◆ ◆

Schoko-Bananen-Smoothie

- 2 Handvoll grünes Blattgemüse
- 1½ Tassen Wasser
- 2 Bananen, geschält und tiefgefroren

- 1 Tasse Haselnussbutter
- 4 große Datteln, entkernt
- ¼ Tasse Kakaopulver, naturbelassen

◆ ◆ ◆

Brombeer-Mandel-Smoothie

- 1 Handvoll grünes Blattgemüse
- 2 Tassen Mandelmilch
- 1 Banane, geschält und tiefgefroren

- ½ Tasse Blaubeeren, tiefgefroren
- 1 Tasse Brombeeren, tiefgefroren
- 2 Datteln, entkernt

♦ ♦ ♦

Beeren-Mandel-Smoothie

- 1 Handvoll grünes Blattgemüse
- 1½ Tassen Mandelmilch
- 2 TL Zitronensaft, frisch gepresst

- 2 Tassen gemischte Beeren, tiefgefroren
- ¼ Tasse Gojibeeren
- 6 große Datteln, entkernt
- 1 Portionstütchen Steviapulver

♦ ♦ ♦

Beerenmix-Smoothie

- 1 Handvoll grünes Blattgemüse
- 1½ Tassen Cashewmilch
- 2½ Tassen gemischte Beeren, tiefgefroren

- 4 große Datteln, entkernt
- 2 TL Vanilleextrakt

Stimmungsaufheller

Beeren-Rote-Bete-Smoothie

- 2 Handvoll grünes Blattgemüse
- 1 Tasse Wasser
- 1 Banane, geschält und tiefgefroren
- 1 Tasse Blaubeeren, tiefgefroren
- 1½ Tassen Pfirsichstücke, tiefgefroren
- ½ Rote Bete, geschält und gewürfelt
- 1 Karotte, klein geschnitten

♦ ♦ ♦

Mango-Walnuss-Smoothie

- 2 Handvoll grünes Blattgemüse
- 1½ Tassen Mandelmilch
- 1½ Tassen Mangostücke, tiefgefroren
- 1 Banane, geschält und tiefgefroren
- 1 EL Walnussöl

♦ ♦ ♦

Bananen-Nektarinen-Smoothie

- 2 Handvoll grünes Blattgemüse
- 1 Tasse Wasser
- 2 Bananen, geschält und tiefgefroren
- 1 Nektarine, geschält und entkernt
- 1 Tasse Erdbeeren, tiefgefroren
- 3 Datteln, entkernt

♦ ♦ ♦

Beerenmix-Bananen-Smoothie

- 2 Handvoll grünes Blattgemüse
- 1½ Tassen Wasser
- 1 Banane, geschält und tiefgefroren
- 2 Tassen gemischte Beeren, tiefgefroren
- 2 EL Leinsamen, gemahlen

◆ ◆ ◆

Roter Beerenmix-Smoothie

- 2 Handvoll grünes Blattgemüse
- 1 Tasse Wasser
- 2 kleine rote Äpfel, ohne Kerngehäuse und Kerne
- 1 Tasse Erdbeeren, tiefgefroren

◆ ◆ ◆

Grüner Papaya-Smoothie

- 2 Handvoll grünes Blattgemüse
- ½ Tasse Eiswürfel
- 1 Papaya, geschält und entkernt
- 1¼ Tassen frische Ananaswürfel

◆ ◆ ◆

Banane-Kokos-Smoothie

- 2 Handvoll grünes Blattgemüse
- ½ Tasse Eiswürfel
- 2 Bananen, geschält und tiefgefroren
- 1 Limette, geschält und entkernt
- ½ Tasse Kokosnuss, geraspelt
- ¼ Tasse frische Kokosnuss, gehackt
- 1 Tasse Kokoswasser
- ½ Avocado, geschält und entkernt

♦ ♦ ♦

Avocado-Bananen-Smoothie

- 2 Handvoll grünes Blattgemüse
- ½ Tasse Eiswürfel
- 2 Orangen, geschält und entkernt
- 1 Banane, geschält und tiefgefroren
- ½ Avocado, geschält und entsteint

♦ ♦ ♦

Birne-Vanille-Smoothie

- 2 Handvoll grünes Blattgemüse
- 1 Tasse Mandelmilch
- ½ Tasse Eiswürfel
- 1 Apfel
- 1 Banane, geschält und tiefgefroren
- 1 Birne
- 2 EL Leinsamen, gemahlen
- 1 TL Vanilleextrakt

♦ ♦ ♦

Stress

Grüner Ananas-Smoothie

- 2 Handvoll grünes Blattgemüse
- 1 Tasse Wasser
- 2 Tassen Ananasstücke

- 1 Tasse Pfirsichstücke, tiefgefroren
- 1 Banane, geschält und tiefgefroren

◆ ◆ ◆

Grapfruit-Bananen-Smoothie

- 2 Handvoll grünes Blattgemüse
- 1 Tasse Kokoswasser
- 1 Pink Grapefruit, geschält und entkernt

- 2 Kiwis
- 1 Banane, geschält und tiefgefroren

◆ ◆ ◆

Granatapfel-Beeren-Smoothie

- 2 Handvoll grünes Blattgemüse
- ½ Tasse Granatapfelsaft
- 1 Banane, geschält und tiefgefroren

- ½ Tasse Blaubeeren, tiefgefroren
- ½ Tasse Erdbeeren
- ½ Tasse rote Weintrauben

◆ ◆ ◆

Grüner Apfel-Bananen-Smoothie

- 2 Handvoll grünes Blattgemüse
- 2 Tassen Wasser
- 2 kleine Äpfel, ohne Kerngehäuse und Kerne
- 2 Bananen, geschält und tiefgefroren
- 1 Birne, entkernt
- 1 EL Chia-Samen, gemahlen

Gewichtsreduktion und Fettverbrennung

Fatburner-Smoothie

- 2 Handvoll grünes Blattgemüse
- 2 Tassen eisgekühlter Grüntee
- ½ Dose Kokosmilch
- Saft von 1 Zitrone
- ¼ Tasse Datteln, entkernt
- ½ Avocado, geschält und entkernt
- ½ Pink Grapefruit, geschält und entkernt

◆ ◆ ◆

Grüner Orangen-Bananen-Smoothie

- 2 Handvoll grünes Blattgemüse
- 2 Orangen, geschält und entkernt
- ½ Tasse Wasser
- 2 Bananen, geschält und tiefgefroren

◆ ◆ ◆

Beeren-Birnen-Smoothie

- 2 Handvoll grünes Blattgemüse
- 1½ Tassen Mandelmilch

- 2 Tassen gemischte Beeren, tiefgefroren
- 2 Birnen, entkernt

♦ ♦ ♦

Banane-Beeren-Mandel-Smoothie

- 2 Handvoll grünes Blattgemüse
- 1½ Tassen Mandelmilch
- 1 Tasse Blaubeeren, tiefgefroren

- ½ Tasse Erdbeeren, tiefgefroren
- 1 Banane, geschält und tiefgefroren

♦ ♦ ♦

Beeren-Cantaloupe-Smoothie

- 2 Handvoll grünes Blattgemüse
- 1 Tasse Wasser

- ½ Cantaloupe-Melone, geschält und entkernt
- 1½ Tassen Erdbeeren, tiefgefroren

♦ ♦ ♦

Kirsch-Orangen-Smoothie

- 2 Handvoll grünes Blattgemüse
- 1½ Tassen Mandelmilch
- 1 Tasse Kirschen, entsteint
- 2 Orangen, geschält und entkernt
- 1 EL Chia-Samen, gemahlen

◆ ◆ ◆

Himbeer-Orangen-Smoothie

- 2 Handvoll grünes Blattgemüse
- ½ Tasse Wasser
- 2 Orangen, geschält und entkernt
- 2 Tassen Himbeeren, tiefgefroren

◆ ◆ ◆

Pfirsich-Vanille-Smoothie

- 2 Handvoll grünes Blattgemüse
- 1 Tasse Wasser
- 1½ Tassen Pfirsichstücke, tiefgefroren
- 1 Tasse Erdbeeren, tiefgefroren
- 1 TL Vanilleextrakt

◆ ◆ ◆

Mango-Limetten-Smoothie

- 2 Handvoll grünes Blattgemüse
- 1½ Tassen Wasser
- 1 Orange, geschält und entkernt
- ½ Tasse Mangostücke, tiefgefroren
- 1 Limette, geschält und entkernt
- 1 Portionstütchen Steviapulver

◆ ◆ ◆

Grüner Himbeer-Smoothie

- 2 Handvoll grünes Blattgemüse
- 1 Tasse Wasser
- 1 Banane, geschält und tiefgefroren
- 1 Tasse Himbeeren, tiefgefroren
- 2 EL Leinsamen, gemahlen

◆ ◆ ◆

Chia-Birnen-Smoothie

- 2 Handvoll grünes Blattgemüse
- 1½ Tassen Wasser
- 1 Banane, geschält und tiefgefroren
- 2 Birnen
- 2 El Chia-Samen, gemahlen

◆ ◆ ◆

Grüner Ananas-Orangen-Smoothie

- 2 Handvoll grünes Blattgemüse
- 1 Tasse Eiswürfel
- 1 Tasse Ananasstücke
- 2 Orangen, geschält und entkernt

◆ ◆ ◆

Grüner Wassermelonen-Smoothie

- 2 Handvoll grünes Blattgemüse
- 1 Tasse Eiswürfel
- 2 Tassen Wassermelonenstücke
- 1 TL Leinsamen, gemahlen

◆ ◆ ◆

Grapefruit-Ananas-Smoothie

- 2 Handvoll grünes Blattgemüse
- ½ Tasse Kokoswasser
- ½ Tasse Eiswürfel
- 1 Tasse Ananasstücke
- 1 Pink Grapefruit

Verschiedenes

Smoothie als vollständige Mahlzeit

- 2 Handvoll grünes Blattgemüse
- 1 Tasse Mandelmilch, ungesüßt
- ½ Tasse Wasser
- 1 Tasse Blaubeeren (oder gemischte Beeren), tiefgefroren
- 2 EL griechischer Joghurt, fettarm
- 1 EL Leinsamen, gemahlen
- Steviapulver, nach Geschmack

◆ ◆ ◆

Bananen-Chia-Smoothie

- 2 Handvoll grünes Blattgemüse
- ½ Tasse Wasser oder Crushed Eis
- 1 Banane, geschält und tiefgefroren
- 1 Tasse Himbeeren (frisch oder tiefgefroren)
- 2 TL Chia-Samen (10 Min. eingeweicht)

◆ ◆ ◆

Kokosnuss-Pfirsich-Smoothie

- 2 Handvoll grünes Blattgemüse
- 1 Tasse Kokoswasser
- 2 Tassen Weintrauben, tiefgefroren
- 2 Pfirsiche, entkernt

◆ ◆ ◆

Tropischer Spinat-Smoothie

- 2 Handvoll grünes Blattgemüse/ Spinat
- 2 Tassen Wasser
- 1 Tasse Ananasstücke

- 1 Tasse Mangostücke
- 2 Bananen, geschält und tiefgefroren

◆ ◆ ◆

Schoko-Kirsch-Smoothie

- 2 Handvoll grünes Blattgemüse
- 2 Tassen Mandelmilch, ungesüßt
- 2 Tassen Kirschen, entsteint

- 2 Bananen, geschält und tiefgefroren
- 1 TL Zimt
- 3 EL Kakaopulver

◆ ◆ ◆

Orangen-Beeren-Spinat-Smoothie

- 2 Handvoll grünes Blattgemüse/ Spinat
- 1 Tasse Eiswürfel
- 1 große Orange, geschält, entkernt und in Spalten geschnitten

- ½ große Banane, in Stücke geschnitten
- 6 große Erdbeeren, tiefgefroren
- ⅓ Tasse griechischer Joghurt, naturbelassen

◆ ◆ ◆

Grüner Ingwer-Smoothie

- 2 Handvoll grünes Blattgemüse
- 2 Tassen Wasser
- 1 Banane, in Stücke geschnitten
- 1 Orange, geschält und in Spalten geschnitten

- ½ Apfel (Ihre Lieblingssorte), ohne Kerngehäuse und Kerne, in Stücke geschnitten
- ½ Zitrone, geschält und entkernt
- Frischer Ingwer, ca. 1,5 cm, geschält und fein gehackt

◆ ◆ ◆

Kokos-Mango-Spinat-Smoothie

- 2 Handvoll grünes Blattgemüse/ Spinat
- 1½ Tassen Wasser
- 1 Tasse Kokosmilch, tiefgefroren/Kokoswasser

- 1 Tasse Mangostücke, tiefgefroren
- 1 Portionstütchen Steviapulver
- 1 EL Hanf-Proteinpulver

◆ ◆ ◆

Blaubeerwonne-Smoothie

- 1 Tasse Spinat
- 2 Tassen Wasser

- 1 Tasse Blaubeeren, tiefgefroren
- 1 Banane, geschält

◆ ◆ ◆

Kirsch-Smoothie

- 2 Handvoll grünes Blattgemüse
- 1 Tasse Kokosmilch (oder durch Wasser ersetzen, um Kalorien zu reduzieren)
- 1 Tasse Mandelmilch
- 2 Tassen Kirschen
- ½ Tasse Rosinen
- 1 Tasse Haferkörner (zum Kauen im Smoothie)

◆ ◆ ◆

Bananen-Pfirsich-Grünkohl-Smoothie

- 2 Handvoll grünes Blattgemüse/ Grünkohl
- 1½ Tassen Wasser
- 1 Tasse Mandelmilch
- 1 Tasse Pfirsichstücke, tiefgefroren
- 1 Banane, geschält und tiefgefroren
- 1 Tasse Haferkörner
- ¼ Tasse getrocknete Aprikosen (oder andere Trockenfrüchte)
- ¼ Tasse Mandeln (am besten gemahlen, wenn Sie keinen Hochleistungsmixer haben)

◆ ◆ ◆

Anhang B

Rezepte für vollwertige, proteinreiche Mahlzeiten

Im sechsten Kapitel geht es um naturbelassene proteinreiche Mahlzeiten, die auch nach dem Entschlacken zur Gewichtsreduzierung beitragen. Hier sind einige meiner Lieblingsrezepte, die vollwertig, gesund und köstlich sind!

Überbackener Lachs in scharfer Limetten-Koriander-Soße

Zutaten:
- 450g Lachsfilet
- 1 Chilischote, entkernt und in schmale Streifen geschnitten
- ½ Tasse Limettensaft, frisch gepresst
- 2 Frühlingszwiebeln, in Scheiben geschnitten
- 1 Bund Koriander, frisch, gehackt
- 1 TL Canola-Öl
- ½ TL Meersalz

Zubereitung
1. Backofen auf 175 Grad vorheizen.
2. Chilischote, Limettensaft, Frühlingszwiebeln, Koriander, Öl und Salz im Mixer pürieren.
3. Lachs in eine entsprechend große Auflaufform legen. Mit Soße übergießen; Fisch umdrehen, damit beide Seiten bedeckt sind.

4. Ohne Abdeckung je nach Dicke des Fisches ca. 20–25 Minuten garen, bis er in der Mitte die gewünschte Konsistenz hat.
5. Zum Anrichten portionieren und restliche Soße darauf verteilen.

◆ ◆ ◆

Überbackene Hühnerbrust mit Mandelkruste

Zutaten
- 3 mittelgroße Hühnerbrüste
- 2 Eiweiß
- 1 Tasse Mandeln
- ¼ Tasse Parmesan
- 1 TL Thymian
- 2 TL Oregano
- 1 TL Meersalz

Zubereitung
1. Backofen auf 175 Grad vorheizen.
2. Mandeln, Oregano, Parmesan, Meersalz und Thymian im Mixer pürieren.
3. Hühnerbrüste auf einen Teller, Eiweiß in eine flache Schüssel und Mandelmischung auf einen zweiten Teller geben.
4. Hühnerbrüste einzeln in Eiweiß und danach in der Mandelmischung panieren; auf ein mit Backpapier ausgelegtes Backblech legen.
5. Ca. 30 Minuten garen.

◆ ◆ ◆

Jakobsmuscheln mit Zitronensoße

Zutaten

- 670 g Jakobsmuscheln, gewaschen und getrocknet
- ½ Tasse Petersilie, frisch
- ¼ Tasse natives Olivenöl extra
- 2 EL Zitronensaft, frisch gepresst
- 1 Knoblauchzehe, fein gehackt
- ½ TL Meersalz
- ¼ TL Pfeffer, gemahlen

Zubereitung

1. Zitronensaft, Petersilie, Knoblauch, Meersalz und Pfeffer in einer kleinen Schüssel verrühren.
2. Olivenöl unterschlagen und beiseitestellen.
3. Pfanne mit Kochspray aussprühen.
4. Jakobsmuscheln salzen und pfeffern, in die Pfanne geben und bei mittlerer Hitze auf jeder Seite 2 bis 3 Min. garen.
5. Soße über die Jakobsmuscheln geben und servieren.

♦ ♦ ♦

Gebackenes Zitronenhuhn

Zutaten

- Ca. 1.350 g Hühnerbrust
- 2 EL natives Olivenöl extra
- 2 EL Basilikum, gehackt
- ¼ Tasse Zitronensaft, frisch gepresst

Zubereitung

1. Hühnchen, Basilikum, Zitronensaft und Olivenöl in eine Schüssel geben und gut mischen.
2. 2 Stunden im Kühlschrank marinieren.
3. 50 bis 60 Min. im Ofen bei 220 Grad garen und anrichten.

♦ ♦ ♦

Pilzsteak

....

Zutaten

- 120-150 g Sirloin Steak, sichtbares Fett entfernt
- 450 g Pilze, gesäubert, geputzt und in dünne Scheiben geschnitten
- 1 EL Olivenöl
- ½ Tasse Rinderfond, natriumarm
- 1 TL Sojasoße, natriumarm
- ½ TL Meersalz
- ½ TL schwarzer Pfeffer
- 4 Knoblauchzehen
- 1 EL frischer Thymian, gehackt

Zubereitung

1. Öl bei mittlerer Hitze in einer haftbeschichteten Pfanne erhitzen.
2. Steak auf beiden Seiten mit Meersalz und Pfeffer einreiben.
3. Steaks in die Pfanne, nach Geschmack braten (3 bis 5 Min. pro Seite). Fleisch herausnehmen und 5 Min. ruhen lassen.
4. Knoblauch in die Pfanne geben, bei mittlerer Hitze 30 Sekunden garen; dabei häufig umrühren.
5. Pilze und Thymian zugeben; ca. 3–5 Min. dünsten, bis die Pilze weich sind, dabei gelegentlich umrühren.
6. Brühe und Sojasoße zufügen; Bratensatz mit einem Löffel oder Spatel vom Boden lösen.
7. Ca. 1–2 Min. weitergaren und dabei gelegentlich umrühren, bis die Flüssigkeit reduziert ist.
8. Steaks anrichten und Pilzmischung gleichmäßig darauf verteilen.
9. Mit zusätzlichen Thymianzweigen garnieren.

◆ ◆ ◆

Gebratene Jakobsmuscheln mit Vinaigrette

Zutaten

- 450 g Jakobsmuscheln
- ¾ Tasse Sojamilch
- 6 TL Olivenöl, portioniert
- 2 Tassen Erbsen, frisch oder tiefgefroren
- ¼ TL Meersalz, halbiert
- 1 TL Thymian, frisch
- 2 Frühlingszwiebeln, gewaschen und in dünne Scheiben geschnitten
- 1 TL Zitronensaft, frisch
- 2 TL Weißweinessig
- 1 TL frische Minze, gehackt
- ½ TL naturbelassener Honig

Zubereitung

1. Bratpfanne bei mittlerer bis niedriger Hitze erhitzen; 1 TL Öl hineingeben und schwenken, bis der Boden gleichmäßig überzogen ist.

2. Frühlingszwiebeln und ⅛ TL Salz zugeben; unter gelegentlichem Umrühren garen, bis sie weich sind und leicht anzubräunen beginnen.

3. Thymian, Erbsen und Sojamilch zufügen. Temperatur auf mittlere Hitze erhöhen und ca. 5 Min. garen, bis die Erbsen heiß sind; dabei umrühren. Pfanne vom Herd nehmen.

4. Erbsenmischung im Mixer glatt pürieren; wenn nötig, mit ein wenig Sojamilch verdünnen.

5. Eine große Pfanne bei mittlerer bis starker Hitze erwärmen. 1 TL Öl hineingeben und schwenken, damit der Boden gleichmäßig überzogen ist.

6. Jakobsmuscheln hineingeben; Abstand dazwischen lassen, damit sie nicht im Dampf garen. Ca. 3 Min. auf jeder Seite scharf anbraten, bis sie goldbraun und bei Berührung leicht fest sind. Jakobsmuscheln auf einer Platte anrichten.

7. Die restlichen 4 TL Öl, Zitronensaft, Essig, 1 TL Wasser, Minze, Honig und restliches Meersalz in einer kleinen Schüssel verquirlen.

8. Erbsenpüree auf 4 Teller verteilen und Jakobsmuscheln darauf anrichten.

9. Vinaigrette darüber träufeln und servieren.

◆ ◆ ◆

Gebackener Heilbutt

Zutaten

- 2 Heilbuttfilets, je 150 g, mit Haut, ohne Gräten

- 1 TL natives Olivenöl extra

- 1 große Knoblauchzehe, klein geschnitten

- 2 TL Zitronenzesten

- Saft von ½ Zitrone

- 1 EL Petersilie, gehackt

- 1 Prise Meersalz

- 1 Prise frisch gemahlener schwarzer Pfeffer

Zubereitung

1. Ofen auf 200 Grad vorheizen.

2. Heilbutt auf der Hautseite in eine große haftbeschichtete Auflaufform geben und mit Öl beträufeln.

3. Knoblauch, Zitronenzesten, 2 EL Zitronensaft und Petersilie gleichmäßig darauf verteilen; mit Meersalz und Pfeffer würzen.

4. 12–15 Minuten im Backofen garen, bis der Fisch beim Anstechen mit der Gabel leicht zerfällt.

5. Mit restlichem Zitronensaft beträufeln und servieren.

◆ ◆ ◆

Blattkohl mit Putenwürstchen

Zutaten

- ½ TL Chilipulver
- ½ TL Paprika
- ¼ TL Meersalz
- Je ⅛ TL schwarzer gemahlener Pfeffer und Cayennepfeffer
- 3 mittelgroße Schalotten, in dünne Scheiben geschnitten
- 1 EL natives Olivenöl extra, portioniert
- 2 magere frische Putenwürstchen (Haut entfernen)
- 450 g Blattkohl (Stiele entfernen, Blätter hacken)

Zubereitung

1. Chilipulver, Paprika, Salz, schwarzen Pfeffer und Cayennepfeffer in einer kleinen Schüssel mischen.
2. 2 TL ÖL in einer großen Sautierpfanne bei mittlerer bis starker Hitze erhitzen.
3. Schalotten hineingeben, 3 Min. garen, bis sie weich sind; dabei häufig umrühren.
4. Restliches Olivenöl in der Pfanne erhitzen. Würstchen zugeben und ca. 3 Min. braten, bis sie braun sind; Fleisch dabei mit einem Holzlöffel vom Boden lösen.
5. Gewürzmischung und gehackte Kohlblätter zugeben und umrühren. 2 Min. zugedeckt dünsten.
6. Deckel entfernen, umrühren und weitere 2 Min. garen.
7. Schalottenmischung wieder in die Pfanne geben, umrühren und noch 1 Min. garen, bis sie heiß ist.

♦ ♦ ♦

Glasierter Lachs

Zutaten

- 4 Lachsfilets
- ¼ Tasse Tamari-Sojasoße
- 2 EL naturbelassener Honig
- 1 EL Reisessig
- 1 EL gemahlener Ingwer
- ¼ TL Cayennepfeffer
- ⅛ TL gemahlener Pfeffer

Zubereitung

1. Sojasoße, Honig, Essig, Ingwer, Cayennepfeffer und schwarzen Pfeffer in einer großen Schüssel mischen.
2. Lachs zugeben und in einem Gefrierbeutel 2 Std. marinieren.
3. Backofen vorheizen; Lachs auf den Rost legen und 8–10 Min. grillen, bis er beim Anstechen mit der Gabel leicht zerfällt. Servieren.

♦ ♦ ♦

Thunfischsalat

Zutaten

- 2 Dosen Thunfisch, in Wasser
- ½ Tasse griechischer Joghurt, fettarm
- 2 TL Zitronensaft
- 1 Karotte, gerieben
- 1 Ei, hart gekocht
- 1 kleine Tomate
- ½ TL Dill, getrocknet
- ½ kleine weiße Zwiebel, fein gehackt
- 1 TL Petersilie, getrocknet
- ¼ TL Dijonsenf
- ½ TL Knoblauchpulver
- 1 TL Agavendicksaft
- 1 Prise Meersalz
- Schwarzer Pfeffer nach Geschmack

Zubereitung

Alle Zutaten in einer großen Schüssel vermengen und servieren.

Die Autorin

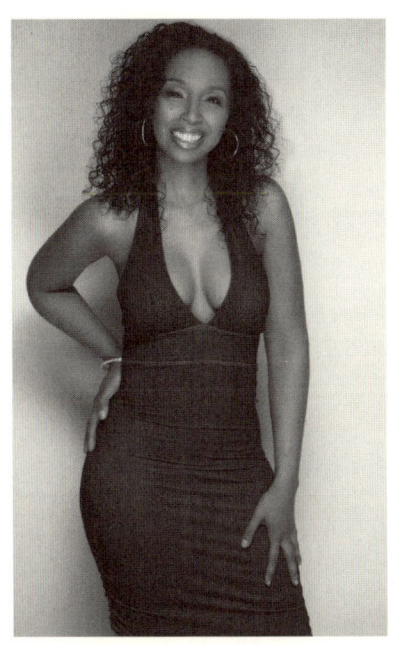

JJ Smith, auf Gewichtsreduktion spezialisierte Ernährungsberaterin, Buchautorin und Referentin, war zu Gast in bekannten US-Fernsehshows und namhafte Zeitschriften brachten Artikel über sie. Seit sie mit vierzig den Weg zu optimaler Gesundheit, zum Traumgewicht und zur »zweiten Jugend« entdeckt hat, ist sie zur Quelle der Inspiration für alle geworden, die wieder schlank, gesund und sexy sein möchten. JJ Smith bietet Lebensstil-Lösungen an, die bewirken, dass Sie dauerhaft abnehmen, Gesundheit und Wohlbefinden verbessern, jünger aussehen und Ihr Liebesleben bereichern!

Der Schwerpunkt ihrer beruflichen Tätigkeit liegt im Bereich gesunde Lebensweise und Ernährung. Es ist ihr ein Anliegen, darüber aufzuklären, wie man mit natürlichen Mitteln schlank bleibt, Gesundheitsprobleme beseitigt, ein jugendliches Aussehen und ein dynamisches Lebensgefühl bewahrt. Sie hat sich mit verschiedenen Philosophien über natürliche Heilmethoden befasst und ihr Wissen von einigen namhaften Lehrern unserer Zeit erworben.

Sie ist qualifizierte Ernährungsberaterin und Gewichtsmanagement-Expertin und Mitglied der American Nutrition Association (ANA).

Ihr Buch *Lose Weight Without Dieting or Working Out* beschreibt ein revolutionäres System, das bewährte, sofort und für jeden umsetzbare Methoden zur dauerhaften Gewichtsreduktion vermittelt. Diese bahnbrechende Lösung beinhaltet die Entgiftung des Körpers, den Ausgleich des Hormonhaushalts und die Beschleunigung des Stoffwechselprozesses. Sie erfahren, welche Nahrungsmittel dazu beitragen, schlank zu bleiben und welche dick machen. Wenn Sie den Jo-Jo-Effekt beim Abnehmen aus eigener Erfahrung kennen, sind Sie endlich in der Lage, schlank zu werden und ein Leben lang schlank zu bleiben.

JJ Smith hat darüber hinaus an der Hampton University in Virginia Mathematik studiert und ihre Ausbildung mit einem Executive Management Certificate-Programm der Wharton Business School abgerundet. Derzeit ist sie Vice President und Partner in der IT-Beratungsfirma Intact Technology Inc. mit Sitz in Greenbelt, Maryland. Sie war die jüngste Afroamerikanerin, die eine Position als Vice President in einem Fortune 500-Unternehmen bekleidete. Zu ihren Hobbys gehören Lesen und Schreiben und sie ist begeisterte DJane.

Besuchen Sie auch Ihre Website unter www.JJSmithOnline.com.